La Nutrithérapie de A à Z

Docteur Patrick Chavaux

La Nutrithérapie de A à Z

• MARABOUT •

SOMMAIRE

INTRODUCTION
Comprendre la nutrithérapie

Nous avons assisté ces dernières années à une expansion très rapide des connaissances dans le domaine du fonctionnement cellulaire : nous avons réussi à déchiffrer l'ensemble de nos gènes (le génome), nous comprenons de mieux en mieux comment ces gènes sont traduits pour fabriquer des protéines et le rôle de ces protéines, comment fonctionnent nos enzymes et les variations qui existent d'une personne à l'autre, comment nous vieillissons et comment surviennent les maladies. Dans le même temps, des études toujours plus nombreuses viennent éclairer d'un jour nouveau les liens existant entre l'alimentation et l'apparition des maladies. Le rôle des vitamines, des minéraux, des acides gras et de substances plus récemment identifiées présents dans nos aliments apparaît fondamental. Cet afflux de connaissances et les résultats de toutes ces études ont donné naissance à une nouvelle « spécialité » appelée « nutrithérapie », dont les champs d'application très vastes restent encore ignorés par bon nombre de praticiens.

La nutrithérapie : qu'est-ce que c'est ?

Il s'agit d'une approche particulière de l'état de santé et de la prévention des maladies fondée sur la notion de terrain. Elle a pour objectif d'apporter au corps la totalité des nutriments adéquats, pour qu'il puisse fonctionner de façon optimale à tous les moments de la vie et dans toutes les circonstances. Si l'on connaît les besoins particuliers de l'organisme, on peut adapter la réponse à ces besoins et éviter dans le même temps des déficits qui, lorsqu'ils ne sont pas corrigés, peuvent aboutir à la maladie.

L'objectif de cette approche innovante est, bien sûr, de vous permettre de rester au sommet de votre forme à tout âge, et aussi de prévenir les maladies à moyen et à long terme.

Il est essentiel de savoir que lorsqu'une maladie survient, elle a été précédée d'une période silencieuse plus ou moins longue, et qu'il est souvent possible de faire quelque chose si on s'y prend suffisamment tôt !

Une approche individualisée

La nutrithérapie est donc une démarche thérapeutique préventive qui permet de corriger les déficits dès qu'ils apparaissent, et même si possible avant.

Par la connaissance des facteurs de risque et par leur prise en charge précoce, elle permet, avec une hygiène de vie adaptée, de diminuer, voire de retarder, les maladies liées au vieillissement : cataractes, dégénérescence maculaire, maladies cardiovasculaires, cancers, démences séniles, qui vont de pair avec l'allongement de l'espérance de vie.

Bien entendu, la nutrithérapie ne résout pas tout, mais elle offre une approche individualisée de chaque patient. Elle permet, en cas de traitement (qu'il soit allopathique,

homéopathique, phytothérapique ou autre), d'optimiser les réactions de l'organisme pour que le traitement soit le plus efficace possible, ce qui est loin d'être le cas dans nombre de situations en médecine, en chirurgie et en cancérologie.
Certes, ces études qui affluent, toujours plus nombreuses, viennent un tantinet bousculer des dogmes tenaces et des idées fausses qui ont la vie dure sur « l'alimentation équilibrée qui apporte tout ce qu'il faut », sur le cholestérol et sur les graisses, sur les produits laitiers, sur les modes de cuisson. Mais les connaissances évoluent actuellement beaucoup plus vite que les mentalités et il est, à mon sens, du devoir de tout professionnel de santé d'œuvrer à la diffusion de ces informations en les rendant accessibles au plus grand nombre.

D'où viennent les carences ?

Une question importante demeure : tout en mangeant équilibré et varié, peut-on néanmoins venir à manquer de certains éléments indispensables à la bonne santé et, si oui, pour quelles raisons ? La réponse tient en fait autant à l'évolution des techniques agro-alimentaires qu'à notre mode de vie.
Les apports alimentaires ont diminué de plus en plus du fait de la réduction des efforts physiques et du moindre besoin de lutter contre le froid. Or, on sait qu'à ces apports caloriques correspondent une certaine quantité de micronutriments qui leur sont associés. Nos apports étant ainsi situés à des niveaux assez bas, on sait qu'ils ne permettent pas de faire face aux situations de grands besoins (grossesse, sport intensif, stress, pollution).

Les déséquilibres alimentaires sont liés malheureusement à la qualité mais aussi à la quantité des aliments :

- sucreries et graisses en excès,
- fruits, légumes et légumineuses en baisse,
- remplacement des produits laitiers par des boissons sucrées,
- utilisation presque exclusive des produits raffinés au détriment des aliments complets (les trois quarts de nos aliments sont modifiés industriellement, et nos organismes ne sont pas toujours préparés et équipés sur le plan enzymatique pour digérer ces nouvelles molécules).

Ils sont également liés à la quantité des aliments : petit déjeuner sauté ou réduit à sa plus simple expression (café), déjeuner sauté ou pris en restauration rapide, ce qui ne laisse qu'un seul repas le soir pour apporter la quantité nécessaire de vitamines et minéraux.
Ajoutons à cela les techniques de production intensive de fruits et de légumes, leur cueillette avant maturité et les techniques de transformation et de conservation, qui sont autant de facteurs de pertes et de réduction du contenu en vitamines et en minéraux de nos aliments. Par exemple, en mesurant le contenu en vitamine C de nos oranges, une équipe de chercheurs a retrouvé des concentrations allant de la moitié au quart des quantités prévues !

Des thérapies compatibles

En outre, à côté de cet aspect préventif, la nutrithérapie permet également d'accompagner le traitement des maladies les plus graves (maladies cardio-vasculaires, cancers, maladie de Parkinson, hépatites, diabètes, dégénérescence maculaire liée à l'âge...), qui sont pour le moment suivies

par des équipes très performantes, avec des résultats incontestables. Ces résultats pourraient, à mon sens, être encore améliorés par la prise en compte des besoins nutritionnels particuliers de chaque patient. Encore une fois, toutes les techniques thérapeutiques ne sont pas en concurrence, mais œuvrent dans le même sens, à savoir le mieux-être de nos patients.
Enfin, si l'accent est mis aujourd'hui sur les gènes, n'oublions pas que ceux-ci sont présents depuis nos origines et que, si l'espérance de vie a varié au cours des siècles, c'est parce que ces gènes sont modulés dans leur expression par l'environnement : hygiène, pollution, stress, et, bien sûr, alimentation. Les progrès de la science passeront par la thérapie génique, qui est porteuse de grands espoirs dans nombre de maladies génétiques, mais ce serait une erreur de penser que les gènes sont tout puissants et qu'il suffit de les modifier pour résoudre tous les problèmes. Commençons donc par agir sur ce qui nous est accessible, c'est-à-dire sur notre environnement, et en particulier sur notre alimentation.

Alimentaire = élémentaire

L'objectif de ce livre est de vous faire prendre conscience des circonstances nombreuses dans la vie où vos besoins en vitamines, minéraux, acides aminés et acides gras ne sont pas couverts de façon idéale par votre alimentation. De prendre conscience également du rôle préventif majeur que tient la nutrition dans les maladies les plus graves dans lesquelles, malgré des thérapeutiques de plus en plus efficaces, on ne donne pas, pour l'instant, à l'organisme toutes les possibilités de se défendre et même de répondre aux traitements.

Enfin, à une époque où nos populations vieillissent et où la demande de vieillir en forme va croissante, il est important de savoir y répondre et de rester en contact avec les découvertes fantastiques de la recherche médicale.
L'idée que notre alimentation influence notre état de santé est aussi vieille que la médecine, mais il n'est pas facile de s'y retrouver, tant il est vrai que les conseils dans le domaine de la nutrition ont souvent changé, au point de décourager même certains des utilisateurs les plus convaincus des bienfaits de la nutrition ! Néanmoins, les connaissances ont tellement évolué ces dernières années et l'implication de l'alimentation dans les maladies les plus graves est tellement devenue une évidence pour tous les scientifiques qui travaillent dans ce domaine, qu'il est réellement devenu possible de modifier sa forme au quotidien, sa résistance aux maladies, sa façon de vieillir et de mourir, et que cela a conduit les instances gouvernementales à concevoir un Programme national nutrition santé (PNNS) qui va aider à progresser dans ce domaine plein d'avenir.
Le seul « bémol » reste pour l'instant le manque de formation du corps médical à ces notions et les réticences du plus grand nombre des praticiens à concevoir que nos besoins ne puissent pas être couverts en totalité par notre alimentation ! Et pourtant, les grandes études nutritionnelles réalisées en France (Esvitaf, Val-de-Marne, SU.VI.MAX), en Europe et aux États-Unis, l'ont confirmé : il existe des déficits en vitamines et minéraux au cours de la croissance, chez la femme en âge de procréer et encore davantage chez la femme enceinte, chez le sportif comme chez la personne âgée.

Comme l'a dit Aldous Huxley : *« Les faits ne cessent pas d'exister parce qu'on les ignore. »*
Si la médecine freine la prise en compte de toutes ces données, il est du devoir de ceux qui, comme moi, ont consacré leur vie à l'acquisition des connaissances les plus récentes d'en faire profiter le plus grand nombre et ainsi d'apporter aux patients l'information la plus « pointue » et la plus actualisée dans le domaine qui les concerne.

Ce livre offre un aperçu des formidables possibilités d'optimisation des apports nutritionnels, pour vous permettre d'être au sommet de votre forme à tous les moments de la vie, de la naissance jusqu'à l'âge le plus avancé.

Dr Patrick Chavaux

NB : Toutes les rubriques sont classées par ordre alphabétique et il y a 3 catégories d'entrée :

LES PATHOLOGIES

LES SUBSTANCES

LES GÉNÉRALITÉS

Le sigle ⚠ accompagnera les maladies ou les circonstances pour lesquelles un avis médical et un suivi médical sont indispensables.
Dans certains cas (grippe, herpès...), vous trouverez un traitement homéopathique issu de mon expérience personnelle, qui, en association avec les conseils nutrithérapiques, vous permettra d'obtenir des résultats encore meilleurs.

• A • B •

A (vitamine A)

Les principales sources alimentaires

La vitamine A est apportée par les graisses animales, le foie de morue, le foie de veau, le beurre, la margarine, les œufs et certains fromages. Mais elle peut aussi être fabriquée à partir des pigments qui colorent les végétaux : les **caroténoïdes** (voir ce terme), et en particulier à partir du bêta-carotène de la carotte. Apportée sous la forme de bêta-carotène, la vitamine A présente l'avantage de ne pas s'accumuler dans les tissus (contrairement à la vitamine A, qui est elle-même stockée au niveau du foie), il n'y a donc pas de risque de surdosage lorsque l'on souhaite optimiser son stock de vitamine A par des apports complémentaires en caroténoïdes.

Pourquoi en prendre ?

C'est la vitamine de la vision nocturne, qui vous permet de bien accommoder quand vous conduisez et que vous passez d'une zone éclairée à l'obscurité.

Elle est également impliquée dans la résistance aux infections (et les besoins sont d'autant plus importants que l'infection est sérieuse), ainsi que dans la protection des cellules qui sont à la surface de vos muqueuses. Par exemple, au niveau de la bouche, elle est capable d'inverser un processus de cancérisation (leucoplasie) si elle est prise assez tôt !

C'est aussi une vitamine qui améliore la cicatrisation après les interventions chirurgicales et, d'une manière plus générale, qui nourrit la peau et l'œil.

Quand en prendre ?

- Avant les interventions chirurgicales et pendant la période de cicatrisation, en particulier quand on présente des risques de mal cicatriser – c'est le cas des fumeurs, des diabétiques et des personnes âgées ;
- en cas de maladies infectieuses.

Comment en prendre ?

- Elle existe en pharmacie sous forme de capsules dosées à 50 000 **UI** (voir ce terme) — ***A313*** ®, ***Avibon*** ® — dose élevée qu'il vaut mieux espacer à raison d'une capsule par semaine pour ne pas risquer de surdosage ;
- elle est parfois présente dans les **compléments alimentaires** (voir ce terme) — ***Sélénium ACE*** ®, ***Supradyne*** ®, ***Azinc*** ® — et alors à des doses moins élevées (de 800 à 3 333 UI) ;
- néanmoins, la façon la plus sûre d'accroître votre stock de vitamine A sans risque de toxicité reste les apports en bêta-carotène, véritable provitamine A, qui est transformée en vitamine A en fonction des besoins. Par exemple, plusieurs produits de la gamme ***Bioptimum*** ® (***Bioptimum Solaire*** ® et ***Bioptimum ARL*** ®) apportent du bêta-carotène.

Attention

Il faut savoir que certains médicaments vont perturber l'absorption de la vitamine A et donc réduire vos stocks :

- les laxatifs à base d'huile de paraffine,
- le ***Questran*** ®, prescrit pour lutter contre l'excès de cholestérol,
- la cortisone, qui diminue les réserves du foie.

Il faudra donc penser lors de la prise de tels médicaments, s'ils vous ont été prescrits, à reconstituer vos stocks, par exemple en utilisant l'***Avibon*** ®, à raison d'une capsule par semaine pendant 1 mois.

D'autres médicaments, comme la pilule contraceptive, augmentent la transformation du bêta-carotène en vitamine A et donc augmentent vos réserves hépatiques.
À éviter sous forme de vitamine A : chez la femme enceinte, chez celle qui allaite et chez la femme sous pilule contraceptive.

ABSORPTION

Mécanisme par lequel les nutriments traversent les cellules de l'intestin (après avoir subi la digestion par différentes enzymes), pour se retrouver dans le flux sanguin en direction du foie. Il s'agit de mécanismes très complexes qui permettent à l'organisme de réguler ses apports en fonction des besoins, par exemple d'augmenter l'absorption du calcium en cas de pertes urinaires augmentées ou celle du fer en cas de saignements importants ou répétés. Mais il existe à ce niveau des compétitions d'absorption qui expliquent qu'il vaut mieux éviter d'apporter ensemble du fer et du zinc par exemple.

ACCIDENT VASCULAIRE CÉRÉBRAL (AVC) ⚠

Il s'agit de l'obstruction ou de la rupture d'une artère du cerveau qui occasionne des dégâts parfois définitifs au niveau des neurones qui ont été privés de sang pendant une durée plus ou moins longue.
Une étude norvégienne parue dans *Stroke* en 2000, qui a suivi 14 100 femmes de plus de 50 ans pendant 10 ans, a montré que le risque de survenue de AVC était d'autant plus faible que le niveau d'activité physique était important.
D'autres études portant sur un large échantillon de population ont montré que plus le taux de vitamine C (ascorbate) dans le sang est élevé, moins grand est le risque de AVC. Le risque diminue également en fonction de l'accroissement de la prise alimentaire d'acides gras mono-insaturés (huile d'olive).
L'intérêt d'une consommation en fruits et légumes, en plus des traitements classiques indispensables prescrits par votre médecin, réside dans la protection qu'ils apportent par leur contenu en vitamine B9 (entraînant une baisse de l'homocystéine) et en potassium, cet ion intervenant dans la régulation de la tension, dans le contrôle de l'équilibre en eau de la cellule (échange avec le sodium) et dans le rythme cardiaque.
Pour ce qui est du cholestérol, il serait plutôt déconseillé de le faire baisser après 70 ans, car il semble être un élément protecteur contre les AVC.

ACÉTYLCHOLINE

Neurotransmetteur, elle joue un rôle important dans la mémorisation, dans la perception sensorielle et dans la contraction musculaire. Elle est synthétisée à partir de la choline et de la vitamine B5, qui elle-même a besoin de la vitamine B1 pour être activée. Le déficit en acétylcholine est un phénomène lié à l'âge, qui s'amplifie fortement dans la maladie d'Alzheimer, car, en plus, les neurones utilisant l'acétylcholine sont inopérants, et donc incapables de l'utiliser.

ACIDE ALPHA-LINOLÉNIQUE

Acide gras essentiel entrant dans la composition du **régime crétois ou méditerranéen** (voir ce terme) que l'on trouve dans les huiles de colza, de soja et de noix, dans les oléagineux (amandes, noix, noisettes), ainsi que dans certaines plantes consommées en salade (pourpier).
Il joue un rôle de premier plan dans la protection cardio-vasculaire. Il est l'un des grands absents de nos régimes alimentaires, ce qui explique qu'il fasse partie de toutes les recommandations et qu'il soit incorporé aux **compléments alimentaires** (voir ce terme) visant la prévention cardio-vasculaire, oculaire et cérébrale, et du vieillissement de façon générale.

ACIDES AMINÉS

La législation française n'autorise pas leur incorporation dans les **compléments alimentaires** (voir ce terme).
Ce sont les « briques » élémentaires qui composent les protéines. Les protéines apportées par l'alimentation sont découpées en acides aminés par les enzymes du tube digestif pour pouvoir être absorbées à travers la muqueuse intestinale. Chaque cellule reconstitue ensuite les protéines dont elle a besoin en suivant les instructions contenues dans nos gènes (voir **ADN**).
En fonctionnement normal, nous avons dans nos pays un apport en protéines plutôt excédentaire. Toutefois, il arrive que l'on puisse manquer d'un acide aminé précis parce que la demande est telle que l'alimentation est incapable de couvrir cet apport particulier.
C'est le cas, par exemple, des neurotransmetteurs, protéines du cerveau qui servent à assurer la communication entre les neurones. Avec des niveaux de stress en augmentation constante, la demande du cerveau en neurotransmetteurs « sédatifs » a de plus en plus de mal à être satisfaite, d'où une anxiété et une irritabilité croissantes !
Parmi ces protéines, il y a, par exemple, la sérotonine, qui permet au cerveau de rester « zen » et de ne pas avoir de bouffées d'angoisse ou de crises de panique. La sérotonine est fabriquée à partir d'un acide aminé, le tryptophane, l'un des acides aminés les plus rares de notre alimentation et le plus difficile à faire passer dans le cerveau en raison de phénomènes de compétition avec d'autres acides aminés beaucoup plus nombreux (valine, leucine, isoleucine, histidine...).
Quand le stress dure longtemps, ce sont d'autres neurotransmetteurs qui viennent à manquer (noradrénaline, dopamine), ce qui va entraîner un état dépressif avec comme symptômes un manque d'entrain et d'envie d'avancer et des idées noires. La tyrosine peut alors vous aider à remonter la pente !
Dans un autre registre, en cas d'exercice physique intensif, il ne faut pas hésiter à augmenter les apports de certains acides aminés :

- la carnitine, qui permet aux graisses de pénétrer dans la mitochondrie pour y être brûlées et fournir de l'énergie ;
- l'arginine, qui est utilisée également comme source d'énergie ;
- la créatine, à l'origine de la fourniture de l'énergie immédiatement disponible sous la forme de créatine-phosphate, mais

qui n'est pas autorisée parce que d'utilisation délicate nécessitant une surveillance médicale ;

• les classiques acides aminés branchés (valine, leucine, isoleucine), qui participent à la constitution du muscle et qui sont bien connus des athlètes qui font de la musculation ou des sports nécessitant un accroissement de la masse musculaire. Il semble d'ailleurs que la leucine joue à elle seule un rôle prépondérant, d'après les dernières études qui lui ont été consacrées.

Certains acides aminés sont également importants à connaître dans la mesure où ils sont fréquemment en déficit tant la demande de l'organisme est forte. Ce sont les acides aminés soufrés, comme la méthionine et la cystéine.
La méthionine, que vous retrouverez au terme **méthylation,** va servir à la synthèse des neurotransmetteurs dans le cerveau.
La cystéine sert à synthétiser une protéine, la kératine, qui est incorporée dans les ongles et les cheveux. Elle sert aussi à la synthèse du glutathion, molécule essentielle dans toutes les réactions de lutte contre les radicaux libres et les polluants. La cystéine sert enfin à former de la taurine, qui participe à la constitution de la bile, qui évite de perdre le magnésium au moindre stress et qui stabilise les membranes des cellules, réduisant ainsi les effets nocifs d'un excès d'excitation.

Le problème de ces acides aminés soufrés est leur fragilité aux attaques radicalaires. Ainsi, fragilité importante et besoins énormes, tous les ingrédients sont réunis pour que le corps soit fréquemment en déficit. Il faut donc en apporter en quantité importante dans les déficits immunitaires, dans la lutte contre le stress et contre les polluants, dans les états dépressifs et, d'une façon plus générale, dans la prévention du vieillissement. Enfin, ils doivent toujours être associés au zinc pour assurer leur stabilité.

La glutamine est, elle aussi, en forte demande, car elle sert de carburant aux lymphocytes, cellules qui assurent notre défense, et aux entérocytes, cellules de l'intestin à renouvellement rapide, dont les besoins en cas d'intervention chirurgicale sont tels que le corps va détruire ses propres protéines musculaires pour fournir les besoins de ces deux types de cellules. Lors de tout alitement, la perte de masse musculaire pose un problème majeur, et ce d'autant plus qu'il s'agit d'une personne âgée, car on sait très bien qu'à partir d'un certain âge, les marches descendues ne se remontent plus ! C'est pourquoi tout doit être mis en œuvre pour freiner cette fonte musculaire, car, en plus du risque d'une perte d'autonomie, le muscle préserve l'os et est une réserve immunitaire. À ce titre, l'administration d'ornithine (**Cétornan ® :** 2 sachets de 5 g, 2 fois par jour loin des repas) est sans nul doute un geste préventif de première importance en cas d'alitement prolongé de la personne âgée, au même titre que le traitement de la maladie en cause.

ACIDE ARACHIDONIQUE

C'est un **acide gras** (voir ce terme) de la série oméga 6 ; il est transporté dans le sang par l'albumine, qui le distribue aux cellules qui en expriment le besoin. Il joue un rôle important dans la constitution des membranes cellulaires, et notamment dans le développement du cerveau. Il a aussi un rôle de précurseur des prostaglandines, substances qui interviennent dans l'inflammation, dans la contraction et la relaxation des vaisseaux, dans l'activité des plaquettes et dans la réaction allergique. Il est présent dans la viande rouge, dans le foie, dans les œufs et dans le lait. Acide gras polyinsaturé fragile, il est fréquemment modifié dans sa forme, soit par la cuisson, soit, par exemple dans le cas du lait, par le phénomène de rumination. Il est rare que nous soyons en déficit de cet acide gras, mais en revanche, dans les maladies inflammatoires chroniques, il est utilisé pour fabriquer des substances favorisant l'inflammation. Il sera donc préférable de réduire les apports en viande rouge, lait et œufs et de privilégier les poissons gras et l'huile de colza, qui apportent des acides gras à effet anti-inflammatoire. Nos besoins sont estimés à environ 1 g par jour.

ACIDES GRAS

Comme pour les protéines, les graisses de votre alimentation sont découpées dans l'intestin en acides gras pour être absorbées. Il existe trois types d'acides gras essentiels : les acides gras saturés, les acides gras mono-insaturés et les acides gras polyinsaturés

Les acides gras saturés se rencontrent principalement dans les produits animaux (lait, beurre, fromage, viande rouge, charcuterie) et dans certaines graisses végétales (huile d'arachide).
L'avantage de ce type d'acide gras est sa stabilité à la chaleur. Vous pouvez donc les utiliser sans risquer de les dénaturer pendant la cuisson ou la friture.
L'inconvénient est qu'ils augmentent le « mauvais cholestérol » (LDL cholestérol) et les maladies cardio-vasculaires et qu'ils favorisent la prise de poids. De plus, ils sont rigides et, une fois incorporés dans les membranes des cellules, leur rigidité rend ces membranes peu déformables, ce qui nuit à la communication entre les cellules et à la fluidité du sang. Saviez-vous qu'un globule rouge va passer pendant les 120 jours de son existence des millions de fois à l'intérieur de capillaires d'un diamètre plus petit que le sien ? Il devra donc se déformer et être le plus souple possible.
Enfin, consommés en excès, ils peuvent favoriser les phénomènes inflammatoires et certains cancers. Ils sont donc à consommer avec modération.

Les acides gras mono-insaturés sont présents dans l'huile d'olive, l'avocat, le foie gras, les confits d'oie et de canard, la graisse d'oie.
Ils sont relativement stables et moins rigides que les précédents. Ils supportent une certaine chaleur tant qu'on ne les chauffe pas au point de les faire fumer dans la poêle.
Ils protègent le cœur et les vaisseaux et sont en partie responsables du faible taux d'infarctus observés dans le Sud-Ouest et dans le Sud-Est de la France. Ces acides gras mono-insaturés font partie du fameux **régime crétois** (voir ce terme) que beaucoup de pays nous envient.
Ils augmentent le « bon cholestérol » (HDL cholestérol) et sont donc très importants pour leur effet préventif sur les maladies cardio-vasculaires.
Ils jouent aussi un rôle anti-inflammatoire et s'opposeraient aux métastases des cel-

lules cancéreuses. Un apport quotidien est donc nécessaire !

Les acides gras polyinsaturés sont présents dans certaines huiles végétales et dans les poissons gras (sardines, maquereaux, harengs, saumons, anguilles, thons). Très souples, ils permettent une communication optimale entre toutes les cellules, une fluidité sanguine maximale et ont un effet anti-inflammatoire particulièrement intéressant dans les maladies inflammatoires chroniques.
En revanche, ils sont très fragiles et supportent assez mal d'être chauffés, car ils changent alors de forme et deviennent nocifs.

On distingue deux catégories d'acides gras polyinsaturés, appelés oméga 3 et oméga 6, dont les deux chefs de file sont :
• pour la série oméga 3 : l'acide alpha-linolénique (présent dans l'huile de colza, de soja, de noix, de pépins de cassis, dans les noix, amandes et noisettes). Besoins quotidiens : de l'ordre de 0,5 à 0,8 g par jour.
• pour la série oméga 6 : l'acide linoléique (présent dans l'huile de tournesol, de maïs, de pépins de raisin et de pépins de cassis). Besoins en acide arachidonique : de l'ordre de 1 g par jour.

Ils ne peuvent être fabriqués par l'organisme et doivent obligatoirement être apportés par l'alimentation (on dit donc que ce sont des acides gras « essentiels »). L'idéal est d'arriver à équilibrer ces deux sortes d'acides gras oméga 3 et oméga 6, ce qui, actuellement, est loin d'être le cas dans notre alimentation de tous les jours. Nous sommes en excès d'acides gras oméga 6, issus de l'huile de tournesol, et en déficit d'acides gras oméga 3, issus du colza et des poissons gras. Or, il apparaît de plus en plus comme de première importance pour la santé et la prévention des maladies les plus graves (maladies cardio-vasculaires, cancers, maladies inflammatoires, allergiques, auto-immunes) de corriger notre insuffisance d'apport en graisses de la série oméga 3.

Mon conseil
Consommez fréquemment des noix et du pourpier, que vous pouvez mélanger dans votre salade (voir **régime crétois**), de l'huile de colza et 3 fois par semaine des poissons gras. De plus, augmentez dans le même temps votre consommation d'**antioxydants** (voir ce terme), car la fragilité de ce type de graisse les expose dans votre corps au même phénomène que dans la friteuse, c'est-à-dire à la modification de leur forme et à leur cassure, avec formation de substances qui vont venir encrasser vos cellules jusque sur vos gènes, les empêchant ainsi de fonctionner correctement. Pour les protéger de cette oxydation (appelée « lipo-peroxydation »), il faut dans la mesure du possible réduire le tabac, l'exposition au soleil et faire des cures régulières de **vitamine E** (voir ce terme) à dose suffisante (100 à 400 **UI**) (voir ce terme) et de ses dérivés (tocotriénols), de **sélénium** (voir ce terme) (50 à 100 µg par jour), de **vitamine C** (voir ce terme) (200 à 500 mg par jour), de caroténoïdes et de flavonoïdes. Mangez donc au moins 5 rations de fruits et de légumes par jour. Il faut aussi apporter des minéraux comme le **zinc** (voir ce terme) (10 à 20 mg par jour), et le magnésium qui, s'ils ne sont pas des antioxydants à propre-

ment parler, interviennent néanmoins dans les mécanismes de protection.

ACIDE GRAS ESSENTIEL

Acide gras que l'organisme est incapable de fabriquer et qu'il faut donc trouver dans l'alimentation (dans les huiles végétales ou, par exemple, dans les **compléments alimentaires,** voir ce terme) sous peine de déficit : tout régime qui exclurait les graisses sans distinction est dangereux pour la santé !
Deux **acides gras** (voir ce terme) sont considérés comme essentiels : l'**acide linoléique** et l'**acide alpha-linolénique** (voir ces termes), tous deux découverts dans l'huile de lin, d'où la similitude de nom.

ACIDE LIPOÏQUE (acide thioctique) et ACIDE DIHYDROLIPOÏQUE (sa forme réduite)

Les principales sources alimentaires

La viande rouge, le foie, les pommes de terre, les brocolis et les tomates.

Pourquoi en prendre ?

Il s'agit d'une substance antioxydante d'importance majeure, qui permet de restaurer le niveau de **glutathion** (voir ce terme) intracellulaire, dont le rôle fondamental dans les phénomènes d'oxydo-réduction est bien connu de tous les chercheurs. Il permet de piéger les radicaux libres et de chélater (c'est-à-dire de se lier à eux pour éviter leur toxicité) les minéraux comme le fer, le cuivre et autres métaux dits de transition. Il permet, en outre, d'améliorer le transport du glucose et la captation du glucose dépendant de l'insuline.

ACIDE LINOLÉIQUE

Acide gras polyinsaturé de la série oméga 6. Très répandu dans l'alimentation, il est apporté par l'huile de tournesol et l'huile de maïs, et il est transformé en acide gamma-linolénique, fondamental pour l'hydratation de la peau, puis en acide arachidonique, quand les enzymes qui règlent ces transformations fonctionnent correctement.
Malheureusement, ces enzymes fonctionnent mal chez le tout petit et, surtout en cas d'atopie, à partir de 45 ans, en cas de stress, de diabète, de déficit en magnésium, en zinc… Bref, il existe de nombreux cas où un apport d'**acide gamma-linolénique** (**GLA,** voir ce terme) par voie de compléments à base d'**huile de bourrache** (voir ce terme) comme : ***Bioptimum Senior ®, Bioptimum Peau ®, Actimyne ®*** ou d'**huile d'onagre** (voir ce terme) comme ***Onegyl ®, Eltéans ®,*** est souhaitable.

ACIDE OLÉIQUE

Acide gras mono-insaturé présent en abondance dans l'huile d'olive, l'avocat et la graisse d'oie, dont les propriétés protectrices pour le cœur et les vaisseaux sont reconnues. Il doit faire partie de votre alimentation quotidienne.

ADDITIF

Substance rajoutée aux aliments dans un but de conservation, de modification de texture ou d'aspect.

ADN (acide désoxyribonucléique)

Molécule formée de deux chaînes enroulées en double hélice qui porte l'information génétique, c'est-à-dire le plan de fonctionnement complet du corps tout entier. Seule une petite partie de l'information génétique est utilisée par chaque cellule, celle qui correspond au mode de montage des protéines dont la cellule a besoin pour fonctionner. Tout le reste est caché par des réactions chimiques dont font partie les réactions de **méthylation** (voir ce terme).

ADRÉNALINE

Hormone sécrétée par les glandes surrénales en réponse au stress. Elle est fabriquée à partir de la noradrénaline, elle-même fabriquée à partir d'un acide aminé, la tyrosine. La vitamine C restaure la capacité de la glande surrénale à fabriquer l'adrénaline quand la glande s'est épuisée suite à des stress répétés.

AÉROBIE

Se dit d'une réaction chimique qui ne peut avoir lieu qu'en présence d'oxygène, comme la production d'énergie à partir des aliments. Ce type de réaction s'accompagne de la production de radicaux libres. Ainsi, un exercice physique en aérobie, comme la course à pied, sera plus « oxydant », c'est-à-dire source de production de davantage de radicaux libres qu'un exercice anaérobie (sans oxygène), comme la musculation.

AIL

L'ail est un aliment riche en vitamine C et en substances soufrées (allicine) qui intervient dans les processus de détoxification. En fonction de la quantité ingérée, l'ail peut présenter les propriétés suivantes : diminution du taux de cholestérol, avec baisse du LDL cholestérol et accroissement du HDL cholestérol, baisse du taux de triglycérides, réduction de la pression artérielle, amélioration de la circulation sanguine, renforcement des défenses immunitaires. L'ail est encore plus efficace sur la réduction du cholestérol quand il est associé à l'huile de poisson des mers froides.

Il possède ainsi un effet cardio-protecteur et hypotenseur certain, et ses capacités de lutte contre les radicaux libres et de stimulant immunitaire font de l'ail une des substances incontournables dans la prévention contre le cancer. Vous pouvez donc en user et en abuser !

Si son goût vous rebute, vous pouvez toujours avoir recours à des comprimés : ***Biogarlic*®,** 1 comprimé par jour.

AJR (apport journalier recommandé)

Valeur fixée par des experts et inscrite dans la législation comme une norme d'apport journalier par nutriment, quel que soit l'âge, le sexe ou l'état physiologique de l'individu. Contrairement aux **ANC** (voir ce terme), il y a donc un seul AJR par nutriment.

ALCOOL

Il est maintenant certain, outre ses effets nocifs sur le foie, que l'alcool est un accélérateur du vieillissement par le biais d'un **stress oxydatif** (voir ce terme) majoré, qu'il fait baisser les défenses immunitaires, qu'il augmente la disparition des neurones, qu'il entraîne une consommation accrue des vitamines du groupe B, une perte de zinc, un excès de fer et qu'il augmente la toxicité des polluants que nous absorbons tous les jours.
Cependant, sur le plan de la prévention cardio-vasculaire, la consommation de 2 verres de vin rouge par jour semble être un élément protecteur, par les polyphénols qu'il contient.
L'alcoolémie (taux d'alcool dans le sang) dépend de la dose absorbée, mais aussi de la capacité individuelle qu'a le foie à détoxifier l'alcool, de l'état du foie, de l'habitude à consommer de l'alcool, de la prise d'autres substances (médicaments, drogues), du sexe, du poids de l'individu et surtout de la prise à jeun ou au cours d'un repas. Très rapidement, l'absorption d'alcool réduit les réflexes, la vision, l'équilibre et la capacité de jugement. Il augmente le temps de récupération de la vision après un éblouissement (par des phares par exemple). Il faut en moyenne une heure et demie pour éliminer un verre de vin. Plus on est léger, plus les effets de l'alcool se font sentir, et en général la femme supporte plus mal l'alcool que l'homme.

ALIMENTATION

Tout ce que vous mangez et tout ce que vous buvez a un réel impact sur ce que vous êtes et sur ce que vous allez devenir !
Depuis la vie intra-utérine, en passant par l'enfance et jusqu'à un âge très avancé, les aliments qui arrivent dans votre corps ne servent pas seulement à vous rassasier ou à vous faire plaisir, mais déterminent également votre taille, votre poids, votre force, votre état de santé à court et à long terme et de ce fait participent à votre longévité et à votre qualité de vie.
Il ne tient qu'à vous d'influencer votre état de santé dans un sens positif ou négatif par vos choix alimentaires et de former celui de vos enfants le plus tôt possible pour leur garantir une santé idéale tout au long de leur vie.

Le choix des « bons » aliments doit rester une priorité et le levier principal grâce auquel vous allez pouvoir agir sur votre état de santé. Vous avez bien sûr des habitudes qui sont parfois difficiles à corriger parce qu'elles viennent de votre enfance et que la vie actuelle ne facilite pas les choses. Combien d'entre nous ne font qu'un seul vrai repas par jour ! Et en plus le soir ! Avec le café du matin avalé à la va-vite, le repas de midi sauté ou ne consistant qu'en l'incontournable sandwich, ce qui ne laisse que le dîner pour apporter fruits, légumes, poissons, oléagineux, légumes secs, etc., et encore faut-il que les produits consommés apportent le plein de vitamines et de minéraux !
De toutes les façons, il est impossible, sans faire trois repas par jour, de trouver les quantités nécessaires au fonctionnement de l'organisme, et cela explique pourquoi

les enquêtes nutritionnelles révèlent des déficits de plus en plus nombreux et pourquoi, malgré des traitements de plus en plus efficaces, on constate de plus en plus de cancers, de démences séniles type Alzheimer et pourquoi les maladies cardio-vasculaires restent une cause majeure de mortalité.
En médecine, on distingue, d'une part, le bon état de santé et, d'autre part, la maladie, mais on ne parle pas de l'état intermédiaire où l'on est « à peu près en bonne santé apparente », mais en réalité sur la mauvaise pente.
L'alimentation peut à elle seule constituer un levier majeur par lequel vous pouvez influencer votre état de santé. Quand les apports nutritionnels se révèlent insuffisants, pour corriger un déficit, il faut alors avoir recours aux **compléments alimentaires** (voir ce terme).

Comment réduire les aliments néfastes ? D'abord en les identifiant, et ensuite en les remplaçant autant que possible par les bons.
On diminue la consommation des charcuteries (sauf le jambon maigre), de viande de porc et de mouton, de crème fraîche et de mayonnaise, de beurre et d'huile d'arachide, de crèmes glacées et de viennoiseries, de sucre sous toutes ses formes : alcool (sauf le vin à la dose de 2 verres au plus par jour), sodas et boissons sucrées, pain blanc, pâtisseries, confiseries, chocolat, miel et confitures.
On évite de manger le roussi et le noirci, qui sont des protéines dénaturées que votre organisme aura beaucoup de mal à éliminer, de cuire les huiles végétales qui vont s'oxyder (en dehors de l'arachide), d'utiliser des margarines hydrogénées, des produits à base de jaune d'œuf en poudre ou de lait en poudre (hélas ! présents dans de très nombreux produits).
On fait des efforts pour consommer :
• du poisson, et en particulier du poisson gras : hareng, maquereau, sardine, flétan, saumon, thon, anguille ;
• des céréales complètes ;
• des légumineuses : lentilles, haricots, pois chiches, pois cassés, fèves, soja vert, soja jaune ;
• des amandes, noisettes, noix : une dizaine par jour ;
• des fruits et des légumes : au moins 3 fruits frais et 2 légumes par jour ;
• un apport suffisant en boissons : 1,5 l d'eau minéralisée, du thé.
Les conseils ci-dessus ne signifient pas que vous deviez renoncer à tout plaisir de la chair, car faire un bon repas, dégusté calmement, en compagnie d'amis, ne peut pas vous faire de mal. Mais le simple fait de prendre conscience de l'intérêt, pour votre forme immédiate et votre santé future, de certains choix nutritionnels vous permet de privilégier tel ou tel aliment dans la vie de tous les jours. En accumulant les bons choix, on finit par donner à son organisme tous les composants dont il a besoin pour se maintenir en superforme.

ALLERGIES

Leur fréquence croissante pose un réel problème de prise en charge. En dehors du facteur génétique, la dégradation de notre environnement (stress, pollution) et celle du contenu de nos assiettes favorisent durablement notre réactivité aux allergènes.
Il existe, bien entendu, une multitude de traitements, mais, là encore, seule la

connaissance des mécanismes d'action au niveau cellulaire permet la restauration d'un équilibre cellulaire bouleversé. Comme vous l'avez sans doute remarqué, votre réaction aux allergènes de l'environnement varie dans le temps en fonction de votre état de stress, de vos soucis, de votre rythme de vie, et il est donc de première importance de restaurer un terrain solide. Vous pourrez, en outre, vous faire aider par l'homéopathie et l'acupuncture, qui sont deux thérapeutiques qui modifient le terrain en profondeur.

Prise en charge des phénomènes allergiques par la nutrithérapie

En premier lieu, il vous faudra penser au magnésium, car il est la clé de toutes les réactions du phénomène de l'allergie :

- il s'oppose à la libération par le calcium des grains contenant les substances responsables des symptômes de l'allergie (histamine, bradikynine...) ;
- il s'oppose également à la libération au niveau des terminaisons nerveuses de la peau de la substance responsable des démangeaisons ;
- il vient freiner la production des responsables de l'inflammation (prostaglandines) et du spasme bronchique (leucotriènes).

Ensuite, en particulier au niveau de la peau, il faut :

- du zinc pour son action sur l'enzyme permettant la fabrication des graisses qui hydratent la peau, pour stabiliser les acides aminés soufrés qui combattent la pollution ;
- de la vitamine C, antihistaminique, antioxydante et stimulante du système immunitaire ;
- de la vitamine E, qui freine avec le magnésium la fabrication des deux substances impliquées dans l'inflammation et dans le spasme bronchique ;
- du sélénium, pour son action stimulante de l'immunité ;
- des **probiotiques** (voir ce terme), micro-organismes qui augmentent les défenses immunitaires de l'intestin et permettent de reconstituer une muqueuse intestinale fragilisée et qui risquerait de laisser passer des protéines volumineuses, sources d'allergies et de maladies auto-immunes.

Mon conseil

Prendre :
***Bioptimum Stress* ®**, 4 comprimés par jour,
ou ***D-Stress* ®**, 4 comprimés par jour, éventuellement complétés par :
***Mag2* ®**, 2 ampoules par jour,
ou ***Uvimag B6* ®**, 2 ampoules par jour,
***Biozinc* ®**, 2 comprimés par jour,
***Lactéol fort* ®**, 4 gélules par jour,
***Dermorelle* ®**, 2 capsules par jour,
***Pollen Royal* ®**, 2 comprimés à sucer matin et soir.
Ces conseils viennent épauler votre traitement homéopathique ou allopathique et doivent donc être initiés un mois avant la survenue des allergies et poursuivis pendant toute la période « à risque ».

ALZHEIMER (maladie d'...) ⚠

Dégénérescence progressive du cerveau (par élévation du niveau d'oxydation des neurones) qui nécessite un suivi médical et qui s'accompagne d'une perte de mémoire, de désorientation et d'autres troubles mentaux et intellectuels.

L'augmentation préoccupante du nombre de cas incite à intensifier la prévention par le biais d'**antioxydants** (voir ce terme), par les vitamines B6, B9, B12, par les graisses de poisson, par des apports en précurseurs des phospholipides (phosphatidycholine) et par l'éviction des conduites à risque (tabac, alcool). En outre, il faut arriver à un dépistage précoce par le biais des consultations pour troubles de la mémoire, dans les services de neurologie, en attendant la découverte d'un marqueur sanguin fiable.

AMAIGRISSEMENT

Voir **Poids.**

ANC (apports nutritionnels conseillés)

Les ANC s'inscrivent dans une démarche de santé publique et concernent un nombre important d'individus considérés comme en bonne santé. Ils sont calculés pour prendre en compte 97,5 % des individus et correspondent au besoin nutritionnel moyen mesuré sur un groupe d'individus majoré d'un écart de + ou - 15 %. Cet écart est parfois majoré de plus de 15 % : par exemple, pour les folates (vitamine B9), il est de + ou - 20 %. Atteindre ces ANC permet de s'assurer qu'il n'y a pas de problème nutritionnel pour le groupe considéré.
Les ANC sont revus progressivement dans une optique de prévention des maladies et d'optimisation de l'état de santé. Il y a différents ANC pour chaque micronutriment, en fonction du sexe, de l'âge et de l'état physiologique (femmes enceintes par exemple).
Voir aussi **AJR (apport journalier recommandé).**

ANÉMIE ⚠

Baisse de la quantité d'hémoglobine dans le sang entraînant une diminution de l'oxygénation des tissus.
La cause la plus fréquente en est la perte de sang au cours des règles. En général, elle est précédée par une chute des réserves en fer (ferritine), qui se traduit par une fatigue et des « coups de pompe ». Bien entendu, toute anémie doit vous amener à consulter votre médecin pour établir un diagnostic.

Prise en charge de l'anémie par la nutrithérapie

L'anémie par perte de fer relève de l'administration de fer, bien sûr, de vitamine B9, mais aussi de zinc, dont le déficit accompagne souvent celui en fer, de vitamine C (pour augmenter l'absorption du fer, mais pas dans le même comprimé, pour éviter une oxydation certaine de la vitamine C), de bêta-carotène, qui contribue lui aussi à cette absorption, de vitamine B2, ainsi que de cuivre.
Enfin, en raison de la toxicité potentielle du fer, je vous invite à prendre du magnésium, des antioxydants et des flavonoïdes pour protéger votre organisme au maximum.

Mon conseil

Devant une anémie par perte de fer, prendre :
***Tardyferon B9*®,** 1 comprimé par jour,
***Bioptimum Homme*®,**

ou ***Bioptimum Femme ®,*** 2 comprimés par jour,
ou ***Bioptimum Grossesse ®,*** 4 comprimés par jour, à distance de la prise de fer,
Daflon 500 ®, 4 à 6 comprimés par jour,
Mag2 ®, 2 ampoules par jour,
Antiox 200 ®, 2 capsules par jour,
ou ***Clédist ®,*** 1 gélule par jour,
ou ***Léro Superoxylase ®,*** 1 capsule par jour, et
Oligogranul ® Cuivre, 5 comprimés par jour,
ou ***Granions ® de cuivre,*** 1 ampoule par jour.

ANGOISSES

Elles relèvent en priorité du magnésium, de la taurine, du lithium. Il arrive que la mauvaise tolérance du magnésium pose problème. Dans ces cas-là, il ne faut pas hésiter à avoir recours aux injections, car il faut à tout prix inverser ce processus lié au déficit en magnésium, qui favorise la destruction des neurones, la perte d'audition et, à terme, le vieillissement accéléré.

Mon conseil
Prendre :
Bioptimum Stress ®, 4 comprimés par jour,
ou ***D-Stress ®,*** 4 comprimés par jour, éventuellement complétés par
Spasmag ®, 4 gélules par jour,
ou ***Magné-B6 ®,*** 4 comprimés par jour, et
Oligogranul ® Lithium (5 comprimés par jour).

Voir aussi **Stress.**

ANTIOXYDANT

Substance protectrice contre les dégâts occasionnés par les **radicaux libres** (voir ce terme). En protégeant l'organisme contre l'attaque par les radicaux libres, la substance antioxydante se sacrifie et devient à son tour un oxydant, de sorte que lors de situations où l'oxydation est à son comble, comme par exemple chez le fumeur, le fait de donner un antioxydant tout seul peut amplifier la réaction d'oxydation et aboutir en fin de compte à des dégâts encore plus importants. D'où l'importance d'utiliser une association d'antioxydants, qui vont se protéger les uns les autres !
Parmi les vitamines antioxydantes, on trouve la vitamine C, la vitamine E, le bêta-carotène, et parmi les minéraux qui ont une activité antioxydante on peut citer le sélénium, le zinc et le magnésium.

ANTIVITAMINE K

Lorsque vous prenez des anticoagulants antivitamine K, afin de conserver toute leur activité à ces produits, il est conseillé d'éviter les aliments qui contiennent beaucoup de vitamine K : la choucroute, mais aussi les choux de Bruxelles, les épinards, le chou-fleur, les brocolis, la laitue, le céleri.

ARACHIDE (allergies à l'...)

Plante légumineuse à fleurs jaunes dont il existe 3 types : Virginia, Spanish et Valencia. C'est Virginia qui a les plus grosses graines. Elle est originaire d'Amérique du Sud ; son nom commun est cacahuète (de l'aztèque *cacahuatl*). Sa graine, consommée après torréfaction, fournit également de l'huile d'arachide. Elle est responsable d'un nombre croissant d'allergies, parfois mortelles, notamment chez les asthmatiques, surtout lorsque leurs traitements ne parviennent pas à les équilibrer ou qu'ils ne les suivent pas assidûment. La difficulté réside dans le repérage de l'arachide dans les aliments préparés industriellement. Il faut rester très vigilant, en particulier chez l'enfant (cela touche par exemple 1 % des enfants de 4 ans), à toute manifestation survenant lors d'un repas : nausées, vomissements, douleurs abdominales, diarrhée, picotement des lèvres, œdème laryngé, urticaire, asthme, rhinite. Il ne faut pas hésiter à consulter votre médecin.

ARN (acide ribonucléique)

Il constitue la machinerie de fabrication des protéines, capable d'aller dans le noyau des cellules copier la partie d'ADN dont il a besoin et de repartir assembler les acides aminés dans l'ordre voulu pour fabriquer une protéine. L'étude de son niveau d'activité, bon reflet du niveau d'activité de la cellule, est promise à un bel avenir, tant en cancérologie que dans des domaines très différents, comme par exemple le suivi du niveau d'oxydation des sportifs de haut niveau.

ARTHROSE

Liée à l'usure du cartilage tapissant les articulations, l'arthrose évolue par poussées inflammatoires douloureuses, qui agressent un peu plus à chaque crise les cellules cartilagineuses, entraînant leur destruction, avec pour conséquence une difficulté croissante à se mouvoir.

Quelle est la prise en charge thérapeutique de l'arthrose ?

Les traitements classiques associent des molécules anti-inflammatoires et des antalgiques.

À côté de ces traitements, efficaces mais pas toujours bien tolérés, il existe des produits qui visent à freiner l'évolution comme la ***Piasclédine*®**, le sulfate de chondroïtine (***Structum*®, *Chondrosulf*®**), et une substance plus récente, la glucosamine (***Cartilamine*®**), dont l'effet semble des plus intéressants.

N'oubliez pas non plus de faire des cures de silice, que vous trouverez en grande concentration dans des plantes comme ***Prêle Boiron*®** ou le bambou tabashir.

Enfin, dans la mesure où il s'agit d'une maladie inflammatoire chronique et où l'inflammation est facilitée par certains acides gras, il est très important de rétablir l'équilibre des graisses dans votre alimentation : réduction drastique des graisses animales (viande rouge, fromages, lait, fritures) et augmentation des apports de graisses polyinsaturées (huile de colza, poissons gras), en prenant, si nécessaire, des compléments, pour obtenir un effet anti-inflammatoire plus rapide.

Mon conseil

Prendre :

***Bioptimum Senior*®**, 2 comprimés par jour,

ou ***Eltéans*®**, 2 capsules par jour,

ou ***Léro Rhu*®**, 2 capsules par jour,

et ***Cartilamine 1,5 g*®**, 1 comprimé par jour,

***Prêle Boiron*®**, 3 gélules par jour,

***Clédist*®**, 1 gélule par jour,

ou ***Actypral* ®,** 2 gélules par jour.
Ces traitements sont à prendre sur plusieurs années pour arriver à bloquer le processus de destruction du cartilage et permettre une restitution tout au moins partielle de la mobilité.
Enfin, n'hésitez pas à demander à votre médecin une prescription de cure thermale, dont l'effet bénéfique pourra être poursuivi par l'utilisation d'oligo-éléments, voire par un traitement homéopathique de fond.

ASTHÉNIE

Voir **Fatigue.**

ASTHME

Les réactions impliquées dans la survenue d'une crise d'asthme font intervenir les médiateurs de l'inflammation ; il s'agit d'une maladie inflammatoire chronique. Les médiateurs du bronchospasme font contracter les muscles qui entourent les bronches, à tel point que l'air a du mal à passer et que le malade émet un sifflement des plus inquiétants. Il va donc falloir s'attaquer aux deux pôles de cette maladie de la même façon que vous associez un bronchodilatateur à une cortisone anti-inflammatoire. Enfin, le rôle joué par l'intestin dans cette maladie reste encore largement sous-estimé, il vous faudra donc sans attendre vous supplémenter en **probiotiques** (voir ce terme).

Prise en charge de l'asthme par la nutrithérapie

Sur le plan anti-inflammatoire, on va utiliser la vitamine E, les flavonoïdes, le magnésium, les antioxydants et les acides gras polyinsaturés.
Sur le plan du spasme, c'est en premier lieu l'affaire du magnésium, mais aussi de la vitamine E.

Mon conseil

Prendre :
***Spasmag* ®,** 4 gélules par jour,
ou ***Magné-B6* ®,** 4 comprimés par jour,
de la vitamine E naturelle, 400 mg par jour,
ou à défaut ***Dermorelle* ®,** 2 capsules par jour,
***Bioptimum Peau* ®,** 2 comprimés par jour,
ou ***Bioléine* ®,** 1 capsule par jour,
***Daflon 500* ®,** 4 comprimés par jour, et
***Bioptimum ARL* ®,** 2 comprimés par jour,
ou ***Clédist* ®,** 1 gélule par jour, et
***Lactéol Fort* ®,** 4 gélules par jour en dehors des repas.

ATHÉROME ⚠

L'athérome est tristement célèbre par les décès par obstruction des artères coronaires (infarctus), des membres inférieurs (artérite), de la tête (accident vasculaire cérébral). L'évolution de l'athérome se fait vers un durcissement des vaisseaux par dépôts de calcium (athérosclérose) et vers l'obstruction progressive des artères.
Les plaques d'athérome étant riches en cholestérol, celui-ci est montré du doigt comme principal fautif depuis plusieurs décennies. C'est malheureusement plus compliqué, et, en dehors des cas évidents d'anomalie génétique familiale du métabolisme du cholestérol, de nombreux autres facteurs entrent en ligne de compte.

Facteurs de risque :

• oxydation des LDL (Low Density Lipoproteins), protéines qui transportent le cholestérol. Ces LDL, quand elles sont oxydées, s'accumulent dans la paroi artérielle. Il faut donc les protéger contre l'oxydation (voir **Stress oxydatif**) ;

• taux élevé d'homocystéine, substance capable de boucher les artères encore plus rapidement que le cholestérol. Il faut des apports suffisants en vitamines B6, B9, B12, qui permettent aux enzymes d'éliminer cette homocystéine pour la transformer en cystéine (acide aminé soufré dont le corps a des besoins très importants) et en méthionine (autre acide aminé soufré qui préside à la formation des neurotransmetteurs et à la régulation de l'activité de nos gènes).

Prise en charge de l'athérome par la nutrithérapie

La stratégie de prévention repose, de façon la plus précoce possible, sur :

• la mise en évidence des facteurs de risque familiaux : infarctus, accident vasculaire cérébral, décès précoce « du cœur » dans la famille ;

• le bilan sanguin (avec si possible le bilan d'oxydation) ;

• une bonne hygiène de vie : arrêt du tabac, pratique d'une activité sportive régulière 3 fois par semaine, utilisation de techniques de gestion du **stress** (voir ce terme), réduction des apports en graisses saturées (beurre, crème, fromages, lait, glaces, viandes rouges, charcuteries), apports quotidiens en fruits frais, légumes, céréales complètes, apports 2 à 3 fois par semaine de poissons gras, consommation régulière d'ail, utilisation de certaines margarines (***Primevère*** ® en prévention, ***Proactiv*** ® lorsqu'il y a excès de cholestérol) ;

• la prise régulière de certains suppléments, en l'absence de bilan sanguin spécialisé (voir **Stress oxydatif**).

Mon conseil

Prendre de la vitamine E naturelle (100 à 400 UI par jour), de la vitamine C (500 mg), des vitamines du groupe B (et en particulier B6, B9, B12), du magnésium (400 à 600 mg par jour), des flavonoïdes (***Daflon*** ® 500 mg, 2 comprimés par jour), du chrome (200 µg par jour), des extraits d'ail (riche en allicine) : ***Biogarlic*** ®, 1 comprimé par jour, des phytostérols : ***Bakol*** ®, 4 capsules par jour.

Quand vous utilisez ces substances en prévention, je vous conseille des cures de 3 mois, avec des interruptions de 2 mois. Quand le système cardio-vasculaire est déjà atteint, il faut prendre ces compléments au long cours en fonction de vos possibilités.

ATP (adénosine triphosphate)

C'est une molécule qui est le carburant énergétique de nos cellules. Elle est produite par la combustion de nos aliments. L'enzyme qui produit l'ATP est le plus petit « moteur rotatif » au monde : située dans la membrane interne de la mitochondrie, elle utilise du magnésium pour son fonctionnement. L'entrée de calcium de façon massive dans la cellule, comme on le voit dans un stress aigu, paralyse cette enzyme de façon brève et prive le corps de toute énergie pendant une courte durée.

AUDITION (baisse de l'...)

Il faut savoir que le principal protecteur de l'acuité auditive est le magnésium, et donc que tout stress favorisant la fuite urinaire du magnésium va pouvoir atteindre votre audition. Cela peut se traduire par une surdité brutale au détour d'un stress aigu (un traitement doit alors être instauré le plus rapidement possible) ou par une baisse progressive de l'acuité auditive, dont se rendent mieux compte les gens qui vous entourent. Dans les deux cas, le traitement de base repose sur le magnésium, si nécessaire en injectable en cas d'épisode aigu.

Mon conseil

Prendre :
***Bioptimum Stress* ®,** 4 comprimés par jour,
ou ***Léro DNV* ®,** 1 capsule par jour, complétés par
***Magné-B6* ®,** 6 comprimés par jour,
ou ***Spasmag* ®,** 6 gélules par jour.

B (vitamines B)

Les vitamines B sont numérotées de 1 à 12 dans l'ordre de leur découverte, avec quelques numéros manquants (4, 7, 10, 11) du fait de la perte du statut de vitamine par certaines substances. Elles agissent dans l'organisme une fois activées, cette activation se faisant très souvent grâce au **magnésium** (voir ce terme).

VITAMINE B1

Sa découverte a marqué un tournant dans l'histoire des maladies où étaient soupçonnés des microbes et qui étaient en fait dues à des carences vitaminiques. Dans le cas de la vitamine B1, son implication dans le béribéri fut le résultat d'un véritable travail de limier et permit son isolement, en 1910, par Casimir Funk et sa synthèse, en 1936, par Robert R. Williams.

Les principales sources alimentaires

Viandes, volailles, poissons et œufs représentent 28 à 40 % de nos apports ; pain, céréales, pommes de terre, 21 à 30 % ; légumes et fruits, 17 à 24 % ; et les produits laitiers, 14 à 21 %. Si vous souhaitez augmenter vos apports alimentaires en vitamine B1, pensez à la levure de bière, au germe de blé, au coriandre et aux céréales complètes.
Comme la vitamine C et les autres vitamines B, elle est soluble dans l'eau et donc éliminée avec l'eau de cuisson. Préférez donc des cuissons à la vapeur ou à l'étouffée, et de toutes les façons en réduisant le plus possible le temps de cuisson.

Quels sont les besoins ?

60 % des Français ne reçoivent pas les apports conseillés en vitamine B1, qui sont déjà le minimum nécessaire (1,5 mg par jour). Il faut donc bien connaître les circonstances dans lesquelles vos besoins sont augmentés et ne pas hésiter à vous supplémenter. La vitamine B1 n'a aucune toxicité et, si elle est en excès, vous l'éliminez dans les urines.

Pourquoi en prendre ?

Elle est indispensable pour transformer les sucres en énergie, et plus votre alimentation contient de sucres (barres chocolatées, sodas, glaces, bonbons, et, bien sûr, l'alcool, qui est un « supersucre »), plus vos besoins en vitamine B1 sont impor-

tants et moins ils ont de chance d'être couverts par l'alimentation.
Elle permet la synthèse de l'acétylcholine, substance qui, dans le cerveau, sert à la mémorisation et joue elle-même directement un rôle dans la mémoire.
Elle améliore la qualité de la cicatrisation lors des interventions chirurgicales.
Elle est essentielle à la coordination des mouvements.
Elle jouerait un rôle dans la prévention de l'intoxication par le plomb.

Quand en prendre ?

Dans toutes les situations suivantes : si vous faites du sport, si vous êtes enceinte ou si vous allaitez, si vous êtes sous pilule contraceptive ou si vous suivez un régime amaigrissant, si vous consommez trop de sucres rapides, si vous buvez trop d'alcool ou si vous avez réussi à vous arrêter, en cas de diabète, en cas de troubles de la mémoire, au décours d'une maladie infectieuse , si vous êtes âgé(e), en cas de maladie neurologique ou d'inflammation des nerfs, enfin dans le syndrome de fatigue chronique et la fibromyalgie.

Comment en prendre ?

Soit à doses pharmacologiques, quand on soupçonne un déficit important (personnes âgées par exemple) :
***B Chabre*®,** 1 à 3 comprimés par jour ;
soit à doses micronutritionnelles :
Bioptimum Homme ®
ou ***Bioptimum Femme*®,** 2 comprimés par jour,
ou ***Bioptimum Grossesse*®,** 4 comprimés par jour,
ou ***Biocébé*®,** 1 gélule par jour,
ou ***Ergymag*®,** 1 gélule par jour.

VITAMINE B2

La vitamine B2, ou riboflavine, est impliquée, comme la plupart des vitamines du groupe B, dans les réactions de production d'énergie. Mais elle sert aussi à activer la vitamine B6, qui, elle, sert à la fabrication de la vitamine B3 à partir du tryptophane. Cette action synergique des vitamines B explique qu'on les retrouve souvent ensemble dans des complexes.

Les principales sources alimentaires

Les produits laitiers fournissent 36 à 47 % de nos apports ; les viandes, poissons, œufs, 31 à 37 % ; les légumes et fruits, environ 12 % ; le pain, les céréales, les pommes de terre, 8 à 9 %.
Si vous souhaitez augmenter vos apports alimentaires en vitamines B2, pensez à la levure de bière, au foie de veau (1,5 à 13 mg pour 100 g), au camembert, aux champignons crus (0,26 à 0,44 mg pour 100 g).

Quels sont les besoins ?

Ils seraient théoriquement d'environ 1,8 mg par jour, mais quand vous aurez vu qu'elle intervient dans les processus de lutte contre l'oxydation des cellules, et en particulier pour régénérer le glutathion oxydé, principal protecteur de nos cellules, vous aurez compris qu'il est souhaitable d'assurer des apports suffisants, en particulier quand on vit dans le stress et la pollution.

Pourquoi en prendre ?

Elle fait partie, avec le magnésium, des armes que nous utilisons en nutrithérapie dans la lutte contre le vieillissement des cellules sous l'effet des **radicaux libres** (voir ce terme).

Elle doit être associée au fer (mais prise à distance), à la vitamine C, à la vitamine B9 et au bêta-carotène, lorsqu'on veut remonter une anémie par perte de fer de la façon la plus efficace qui soit.
Elle permet d'améliorer la cicatrisation de l'œil lors de la chirurgie des yeux.
Enfin, elle fait partie des vitamines essentielles au bon développement du fœtus, avec la B9, la vitamine C, le zinc, le magnésium.

Qui doit en prendre, et quand ?

Bien sûr, les femmes enceintes et celles qui allaitent, les femmes sous pilule contraceptive, les végétariens, les sportifs, les personnes âgées, les patients présentant une hépatite, les diabétiques, ainsi que lors de régimes amaigrissants, lors de consommation d'alcool excessive, lors d'hyperthyroïdie et en cas de dénutrition.

Comment en prendre ?

Se rapporter à la vitamine B1 dans la mesure où les vitamines du groupe B sont en général associées.

VITAMINE B3

Elle existe sous deux formes aux activités très différentes : acide nicotinique d'une part et nicotinamide (vitamine PP) d'autre part, les deux étant regroupées sous le terme niacine pour les sources et les besoins, mais séparées au niveau des effets.

Les principales sources alimentaires

Les apports dans nos pays sont assurés à 50 % par les viandes, les poissons et les œufs ; à 23 % par le pain, les céréales, les pommes de terre ; à 13 % par les fruits et les légumes ; à 5 % par les produits laitiers.
Si vous souhaitez augmenter vos apports alimentaires, pensez à la levure de bière, au café instantané en poudre, au foie d'agneau, au foie de veau (5 à 25 mg pour 100 g), aux poivrons (15 mg pour 100 g), au poulet (14 mg pour 100 g), au thon (13 mg pour 100 g), à la dinde (11 mg pour 100 g), au saumon (10 mg pour 100 g).

Quels sont les besoins ?

Ils sont d'environ 15 à 18 mg par jour, et plutôt de 20 mg par jour chez la femme enceinte ou qui allaite, mais il faut adapter les apports aux besoins sachant que les deux formes sous lesquelles elle agit, NAD (Nicotinamide Adénine Dinucléotide) et NADP (Nicotinamide Adénine Dinucléotide Phosphate), interviennent dans de très nombreuses réactions (oxydoréduction), allant de la production d'énergie à la multiplication cellulaire (d'où des besoins très forts pendant la grossesse), en passant par la réparation des cassures de l'ADN pour le NAD, et allant de la synthèse des acides gras et des hormones stéroïdiennes à la régénération du glutathion oxydé (le principal protecteur de nos cellules), en passant par la synthèse des neurotransmetteurs, pour le NADP.

Pourquoi en prendre ?

Là encore, il va falloir distinguer les deux formes, dont les effets sont vraiment très différents. L'acide nicotinique est une substance protectrice du système cardiovasculaire dans la mesure où il s'agit d'un des plus puissants anticholestérolémiants connus : il diminue le « mauvais cholestérol » (LDL), il augmente le « bon cholestérol » (HDL) et diminue le taux des triglycérides. C'est, en outre, un excel-

lent vasodilatateur, particulièrement utile dans les problèmes d'artérite ou en cas de maladie des coronaires. Malheureusement, dans toutes ces indications, les doses nécessaires entraînent souvent des effets secondaires gênants, comme les bouffées de chaleur, qui limitent son utilisation.
Le nicotinamide est, lui, largement utilisé en raison de ses nombreux effets sur la prévention du diabète dans les familles à risque, sur les douleurs de l'arthrose, en permettant une récupération d'autonomie des plus intéressantes, sur les troubles associés à la schizophrénie, sur la réduction de l'attirance pour l'alcool, pour le tabac et autres « drogues douces » (terme à proscrire car il banalise à tort des pratiques dangereuses pour l'utilisateur et pour autrui : ce sont des drogues), et, à titre préventif, sur des comportements qui peuvent déboucher sur ces addictions : nervosité, irritabilité, intolérance aux frustrations, colères, violence, agressivité, troubles de l'humeur. Mais la prévention dans ce type de comportement repose plus sur un ensemble de mesures que sur une substance miracle : sport, natation, gestion du stress, magnésium, taurine, vitamines du groupe B, dont le nicotinamide, à dose forte, sous surveillance médicale.

Qui doit en prendre, et quand ?

Le nicotinamide : les enfants, les femmes enceintes, les sportifs, les stressés, les personnes âgées, pour lutter contre la pollution, en prévention de l'allergie au soleil, lors de diabète, de tabagisme, de radiothérapie, de névrose obsessionnelle.
L'acide nicotinique : lors d'hypercholestérolémie et d'hypertriglycéridémie, d'artérite et de maladies des coronaires sous contrôle médical et en prenant les précautions d'usage (à éviter chez l'allergique, l'hypotendu, en cas d'atteinte hépatique, d'ulcère d'estomac ou du duodénum).

Comment en prendre ?

On trouve le nicotinamide à dose pharmacologique sous forme de ***Nicobion* ® *500 mg*** (1 comprimé par jour), à réserver aux besoins spécifiques de réparation cellulaire, après une radiothérapie par exemple.
À doses nutritionnelles, on le trouve associé en général aux autres vitamines du groupe B.

VITAMINE B5

L'acide pantothénique ou vitamine B5 entre dans la composition du coenzyme A, sans lequel la vie ne serait pas possible, tant sont nombreuses les réactions dans lesquelles il intervient : production d'énergie (à partir des sucres, des graisses, des acides aminés), synthèse des acides gras et du cholestérol, synthèse des anticorps.

Les principales sources alimentaires

On en trouve dans les viandes, les poissons, les œufs, le lait, les légumes, les céréales complètes. Mais, d'une part, vous n'absorbez que la moitié du contenu de ces aliments en vitamine B5, et d'autre part, les pertes occasionnées par la cuisson, la mise en conserve, le stockage avoisinent les 50 %. Aussi, si vous souhaitez augmenter vos apports alimentaires, pensez à la levure de bière et à la gelée royale.

Quels sont les besoins ?

Ils sont fixés dans une fourchette de 7 à 10 mg par jour, mais les besoins réels n'ont jamais été vraiment évalués, de sorte que l'on ignore si nos apports actuels sont suffisants. Sachant qu'ils sont augmentés par le stress, la pollution et par les radicaux libres, il y a de grandes chances pour que nos apports soient fréquemment en dessous des besoins.

Pourquoi en prendre ?

La vitamine B5 à doses thérapeutiques (de 50 mg à 2 g par jour) permet de réduire les symptômes douloureux inflammatoires dans la polyarthrite rhumatoïde, en plus des traitements classiques prescrits par votre médecin. Ces effets sont potentialisés par l'utilisation conjointe d'acides gras polyinsaturés, de magnésium, de sélénium et de vitamine E.

Elle doit être également associée aux autres micronutriments lors des traitements anti-allergiques (voir **Allergies**).

Elle permet d'améliorer la fécondité des femmes comme des hommes et devrait faire partie de l'arsenal thérapeutique des couples suivis pour stérilité.

Elle favorise la pousse des cheveux, la croissance des ongles, améliore la cicatrisation de la peau et – ce sont peut-être les effets les mieux connus en France, où on utilise le ***Bépanthène*®**, en injections (1 à 2 ampoules intramusculaires par jour pendant 6 semaines) pour la chute des cheveux, et en onguent, pour les rougeurs et irritations en tout genre, y compris en postopératoire pour accélérer la cicatrisation.

Qui doit en prendre, et quand ?

Les enfants, les femmes enceintes ou qui allaitent, pour lutter contre les méfaits du stress, pour améliorer les suites postopératoires, lors de diabète et de dermites de toute origine.

Comment en prendre ?

Soit à doses pharmacologiques :

***Bépanthène*®**, 3 comprimés par jour pendant 6 semaines, quand existent des symptômes (dermite par exemple) ;

soit au sein de préparations adaptées, par exemple, à titre préventif :

***Bioptimum Grossesse*®**

ou ***Bioptimum Stress*®**, 4 comprimés par jour,

ou ***Berocca*®**, 1 comprimé par jour.

VITAMINE B6

Découverte en 1934 par le Hongrois Szent Györgyi, qui avait déjà découvert la vitamine C, la vitamine B6 agit dans nos cellules sous forme de phosphate de pyridoxal, après avoir été activée au niveau du foie en présence de magnésium, de zinc et de vitamine B2.

Les principales sources alimentaires

On trouve de la vitamine B6 dans le jaune d'œuf (0,1 mg pour 100 g), le foie (1 à 2,1 mg pour 100 g), les viandes et le poisson (0,3 à 0,7 mg pour 100 g), les légumineuses (lentilles, pois, haricots), les oléagineux (noix) et dans les produits laitiers. Mais, là encore, près de la moitié de la vitamine est perdue au cours de la préparation des repas. Le raffinage de la farine entraîne une perte d'environ 80 %. Un complément notable à vos apports alimentaires peut être trouvé dans le germe de blé et dans la levure de bière.

Quels sont les besoins ?

Ils sont en théorie fonction de vos apports en protéines, ce qui permet de les évaluer aux alentours de 2 à 2,2 mg par jour. Mais, si on tenait compte également des apports en sucres et en graisses, qui augmentent eux aussi les besoins en B6, on serait tenté de réévaluer ces besoins à la hausse.

Dans d'innombrables circonstances que nous allons évoquer, les doses méritent alors d'être nettement plus élevées, avec une petite précaution : ne pas prolonger sur une longue période, pour éviter les rares complications neurologiques à type de polynévrites (mais entre 2 mg et 50 mg, cela laisse quand même une belle marge de manœuvre).

Pourquoi en prendre ?

Étant indispensable à la synthèse des neurotransmetteurs, substances qui, dans le cerveau, sont responsables de la lutte contre le stress et contre l'anxiété (sérotonine et GABA), qui permettent aussi d'avoir envie d'avancer, d'entreprendre (dopamine, phényléthylamine), et donc d'une manière générale d'adapter son comportement aux événements extérieurs, elle devrait faire partie de toute prescription pour trouble anxio-dépressif. Il existe incontestablement des inégalités d'une personne à l'autre et certaines sont plus fragilisées que d'autres face au stress. Elles ont donc des besoins plus importants en vitamine B6, mais aussi en magnésium (B6 et magnésium forment tous les deux un couple qui se renforce mutuellement) et en taurine. Il faut penser à satisfaire ces besoins, d'autant que les anxiolytiques et les antidépresseurs ne comblent pas le déficit en vitamine B6. En outre, le système anti-anxiété est beaucoup plus sensible au manque de B6 que les autres systèmes.

Toujours sur le plan cérébral, la vitamine B6 permettrait une amélioration de certains troubles observés chez les enfants autistes.

Elle permet, à fortes doses, d'améliorer nettement les douleurs du syndrome du canal carpien, mais le traitement doit être poursuivi au moins 3 mois (sous contrôle d'un médecin), car cette pathologie, qui finit malheureusement souvent par une intervention chirurgicale, s'accompagne le plus souvent d'un déficit en vitamine B6 et réagit assez bien à des doses de l'ordre de 200 mg par jour.

Elle participe au métabolisme d'une substance que nous fabriquons en quantité tous les jours, l'homocystéine, mais qu'il faut à tout prix éliminer sous peine de boucher ses artères beaucoup plus vite qu'avec le cholestérol. Or il existe deux voies pour l'éliminer, qui nécessitent une quantité suffisante de vitamines B9 et B12 pour l'une, et de vitamine B6 pour l'autre. Que ces vitamines viennent à manquer, et nos vaisseaux comme notre cœur sont en danger.

Elle fait partie, avec le magnésium, les capsules d'huile d'onagre et la vitamine B12, du traitement nutrithérapique du syndrome prémenstruel, qui associe, dans la période précédant les règles (parfois dès le milieu du cycle), des symptômes variés : irritabilité, anxiété, tension douloureuse des seins, ballonnements, gonflement avec prise de poids, troubles de l'humeur avec pleurs, hypersensibilité – autant de petits troubles sans gravité qui

perturbent néanmoins la vie de ces femmes et de leur entourage.
Elle améliore parfois l'état de certains asthmatiques, mais, là encore, à des doses de l'ordre de 100 mg par jour.
Son action positive sur le système immunitaire en fait un acteur indispensable de tout accompagnement des patients présentant un cancer, y compris pendant la chimiothérapie et la radiothérapie, ou un autre syndrome immunodéficitaire.

Qui doit en prendre et quand ?

À doses nutritionnelles : les femmes sous pilule contraceptive, les femmes enceintes ou allaitant, les sportifs, les personnes âgées, les personnes atteintes de maladie cardiovasculaire, les gens soumis à un stress, les patients sous certains traitements (***Tensionorme ®, Théophylline ®, Largactil ®, Rimifon ®, Nepressol ®, Trolovol ®***), et enfin, les personnes sensibles à un exhausteur de goût appelé glutamate (très employé dans la cuisine chinoise) et qui donne parfois des malaises avec bouffées de chaleur, palpitations, nausées, douleurs abdominales, maux de tête, diarrhée et qui s'accompagne quelquefois d'une perte de connaissance brève.

À fortes doses : ⚠ les femmes présentant un syndrome prémenstruel, les diabétiques, les immunodéprimés, en cas de cancer, certains asthmatiques, les gens souffrant du syndrome du canal carpien et enfin les enfants autistes (à la dose de 10 à 20 mg par kg et par jour en cures de 2 mois séparées par des arrêts de 1 mois environ).

VITAMINE B8

La biotine (ou vitamine H), classique vitamine « de la peau et des cheveux », est relativement stable à la chaleur, mais elle craint la lumière et l'oxygène. Les découvertes à son sujet sont loin d'être épuisées et elle fait toujours l'objet de recherches, en particulier pour mieux comprendre son rôle au niveau de l'ADN, sur la transcription.

Les principales sources alimentaires

Elles proviennent du foie de mouton (130 µg pour 100 g), de veau (75 µg pour 100 g), du jaune d'œuf (25 µg pour 100 g), du soja, du riz complet (12 µg pour 100 g), des huîtres (10 µg pour 100 g), des lentilles, des haricots, du maïs, des noix, du poisson, des pommes, des oranges, des légumes, avec toujours la possibilité d'augmenter vos apports par le biais de la levure de bière (90 µg pour 100 g).

Quels sont les besoins ?

Ils seraient de l'ordre de 50 à 90 µg par jour chez l'enfant et de 100 à 300 µg par jour chez l'adulte. En fait, comme toujours, ces chiffres sont à interpréter en fonction des besoins spécifiques de l'organisme. Cette vitamine étant dénuée de toute toxicité, quelle que soit la dose, il ne faut pas hésiter à optimiser vos apports par le biais de suppléments.

Pourquoi en prendre ?

Elle permet d'utiliser les sucres (action conjointe B1, B8, magnésium), certains acides gras et certains acides aminés (valine, isoleucine, méthionine, thréonine) pour fournir de l'énergie.
Elle permet la synthèse des acides gras.
Elle joue un rôle dans l'empaquetage de

l'**ADN** (voir ce terme) au niveau du noyau de la cellule : les gènes sont portés par une molécule en double hélice, l'ADN, mais l'accès à cette molécule est finement réglementé par des protéines qui entourent l'ADN à la façon d'un emballage, les histones. La biotine joue un rôle important dans cet empaquetage.

Qui doit en prendre, et quand ?

Les femmes enceintes ou qui allaitent, car la demande est particulièrement forte et rarement pourvue, les diabétiques, car la vitamine B8 améliore l'entrée du sucre dans les cellules et son utilisation, les patients sous antiépileptiques, les patients hémodialysés, dans les dermatites séborrhéiques, dans la séborrhée de la face et du cuir chevelu et, bien sûr, dans son utilisation la plus connue, la chute des cheveux, où son action est inconstante.

Comment en prendre ?

Soit à doses pharmacologiques :
***Biotine Roche*® *5 mg*,** 3 comprimés par jour, en particulier dans le diabète ;
soit à doses micronutritionnelles :
***Bioptimum Homme*®**
ou ***Bioptimum Femme*®,** 2 comprimés par jour,
ou ***Bioptimum Grossesse*®,** 4 comprimés par jour,
ou ***Biocébé*®,** 1 gélule par jour,
ou ***Ergymag*®,** 1 gélule par jour,
ou ***Léro Base*®,** 2 capsules par jour.

VITAMINE B9

C'est l'acide folique, la vitamine de la femme enceinte. Si elle était prise avant et en début de grossesse, elle permettrait d'éviter bien des déboires pendant la grossesse. C'est aussi l'une des vitamines majeures en médecine cardio-vasculaire.

Les principales sources alimentaires

- Les légumes verts : asperges, épinards (100 à 250 µg pour 100 g),
- les graines : maïs, pois chiches (152 à 180 µg pour 100 g),
- le germe de blé (331 µg pour 100 g),
- les haricots rouges (130 µg pour 100 g),
- le foie, le jaune d'œuf (185 µg pour 100 g),
- la laitue (40 µg pour 100 g),
- le fenouil, les choux (10 à 40 µg pour 100 g),
- les fromages, les fruits frais,
- et, comme pour les précédentes, la levure de bière (4000 µg pour 100 g).

Quels sont les besoins ?

Ils sont estimés à 300 µg par jour et portés à 500 µg par jour chez la femme enceinte ou allaitante, mais c'est, là encore, sans compter avec les facteurs de surutilisation avant la grossesse tels la pilule contraceptive, le tabac et le manque d'apports quand un régime ou une autre grossesse récente sont venus aggraver le déficit. Quand on a un statut en vitamine B9 bas, il est très difficile d'arriver à combler ce déficit sans passer par des apports complémentaires. De même, en médecine cardio-vasculaire, les apports doivent-ils être majorés par des apports alimentaires supplémentaires, car il s'agit, dans ce cas, de pousser à mieux fonctionner une enzyme qui fonctionne au ralenti.
Il n'existe aucune toxicité pour cette vitamine.

Pourquoi en prendre ?

Elle prévient les malformations du système nerveux chez le fœtus, et en particulier la *spina bifida*, et ce rôle devrait suffire à lui seul pour assurer à l'acide folique une renommée mondiale (dans les pays anglo-saxons, c'est chose faite). La fermeture du tube neural, qui va permettre chez le fœtus de créer la moelle épinière et le cerveau, se produit entre le 24e et le 27e jour. Mais il arrive que cette fermeture soit incomplète, et l'on sait maintenant que l'acide folique intervient dans cette fermeture. Il doit être pris idéalement avant le début de la grossesse et en tout début de grossesse pour être réellement préventif. Il est par ailleurs conseillé d'augmenter conjointement les apports en vitamine B12 et en vitamine C.

Dès 1983, une étude parue dans *American Journal of Obstetrics* a montré le rôle préventif de la vitamine B9 sur le risque de survenue du cancer de l'utérus, agissant même quand les cellules commencent à évoluer vers un état de cancérisation (dysplasie) à la suite de l'invasion d'un virus dont on connaît maintenant le pouvoir cancérogène *(papillomavirus)*. Ce pouvoir est d'autant plus important que la femme manque de vitamine B9.

Pour les patients porteurs d'une maladie inflammatoire chronique de l'intestin, la vitamine B9 diminuerait également de moitié le risque de développer un cancer.

Elle joue, en association avec la vitamine B12, un rôle protecteur pour le poumon du fumeur quant à la survenue de lésions précancéreuses (Heimburger, Jama, 1988, 259 : 1525-1530). Dans ce cas, d'autres substances semblent aussi intéressantes : la vitamine C, le bêta-carotène, la N-acétylcystéine, le sélénium.

Elle joue un rôle protecteur de premier plan en prévention cardio-vasculaire et même en prévention des maladies dégénératives du cerveau, en participant avec la B12 à faire chuter le taux sanguin d'homocystéine, substance qui va boucher vos artères encore plus rapidement que le fameux « mauvais cholestérol ».

L'homocystéine, en plus d'être impliquée dans la survenue des infarctus, est de plus en plus soupçonnée d'être impliquée dans l'apparition des démences séniles. Peut-être vous sentez vous protégé par votre alimentation ; hélas, comme l'a révélé l'étude SU.VI.MAX qui s'est achevée en 2002, elle est liée à une anomalie génétique qui peut toucher jusqu'à 43 % de personnes (de certains sous-échantillons), chez lesquelles il est nécessaire de forcer les apports en B6, B9, B12 pour arriver à faire baisser le taux sanguin d'homocystéine. Cela ne vous dispense pas d'agir également sur les autres facteurs de risque : tabac, hypertension, cholestérol.

Participant à la fabrication des neurotransmetteurs, l'acide folique intervient à ce titre dans l'équilibre mental. Il y a 3 fois plus de B9 dans le cerveau que dans le sang et toute baisse de B9 retentit sur la fabrication de la S-adénosyl, méthionine indispensable à la synthèse des neurotransmetteurs et en premier lieu de la sérotonine qui permet de lutter contre l'anxiété.

Qui doit en prendre ?

• Les femmes qui souhaitent avoir un bébé (l'acide folique est à continuer obligatoirement en début de grossesse, et même pendant toute la grossesse, un

statut bas en B9 étant un facteur de prématurité et de petit poids de naissance) ;
• les femmes qui allaitent dont les besoins continuent à être considérables, et impérativement si vous avez pris la pilule ou si vous avez fait un régime avant d'être enceinte ;
• les enfants en croissance rapide ;
• les patients présentant une maladie cardio-vasculaire ou un risque familial de ce type de maladie ;
• les personnes âgées, à fortiori si elles présentent une baisse des fonctions intellectuelles (à associer à la B6 et à la B12) : 80 % d'entre elles présentent un déficit en B9 ;
• au cours des états dépressifs (30 % de déficit en B9) ;
• les fumeurs (inactivation de la B9 par le tabac) et les buveurs d'alcool, en association avec d'autres substances à effet antioxydant ;
• les patients atteints de maladies inflammatoires de l'intestin, et ce d'autant plus
• si elles prennent de la ***Salazopyrine*® ;**
• lors des gingivites et des parodontites et, dans ce dernier cas, en association aux autres antioxydants dont la coenzyme Q10 ;
• lors des traitements par méthotrexate (substance utilisée dans certains cancers et dans la polyartrite rhumatoïde), car la vitamine B9, sans modifier l'effet du traitement, permet de diminuer de 80 % les troubles digestifs et muqueux associés.

Comment en prendre ?

Soit à doses pharmacologiques : ***Speciafoldine*®,** 1 comprimé par jour, en cas de maladies parodontales et lors des traitements par méthotrexate, en cas de troubles du comportement de la personne âgée (en ayant à l'esprit que les déficits sont très fréquents, même quand les taux sanguins sont normaux), en association avec les autres vitamines du groupe B : **B Chabre** ® et vitamine B12 ; soit dans tous les autres cas, à doses micronutritionnelles, mais en association à d'autres éléments, dont les choix seront déterminés en fonction de la pathologie.

VITAMINE B12

Souvent associée, à juste titre, à la vitamine B9, la B12 est surtout connue des médecins pour son action antianémique et pour un effet antidouleur qui était utilisé, jusqu'à ces dernières années, en injection, par exemple dans le traitement de certaines sciatiques. Elle a comme particularité d'être stockée dans le foie, ce qui procure un petit répit en cas de déficit d'apport, et d'avoir besoin, pour être absorbée dans l'intestin grêle, d'être accompagnée d'une substance fabriquée par l'estomac : « le facteur intrinsèque ».

Les principales sources alimentaires

Elles proviennent des protéines animales : viandes, poissons, œufs pour 85 % et produits laitiers pour 15 %. De ce fait, les alimentations végétariennes comportent des risques de carence. Les pertes liées à la cuisson sont estimées entre 30 et 50 %. Environ 70 % de la quantité restante sont absorbés et arrivent au foie 8 à 12 heures plus tard (quelques minutes pour les autres vitamines du groupe B) ! Le stock hépatique représente 2 à 5 mg, et il existe une récupération de la vitamine éliminée dans l'intestin, qui explique que les déficits mettent plusieurs années pour devenir symptomatiques.

Le foie et les rognons sont particulièrement riches en vitamine B12.

Quels sont les besoins ?

Ils sont de 2,4 µg par jour et de 2,6 µg par jour chez la femme enceinte. Ils seront rarement couverts chez le **végétarien** et chez le **végétalien** (voir ces termes), chez le fumeur, chez la personne âgée et lors d'atteintes de l'estomac d'origine inflammatoire, atrophique ou chirurgicale (gastrectomie). Les premiers signes de déficit sont une fatigue avec essoufflement, des fourmillements, un engourdissement, des troubles nerveux : irritabilité, dépression, perte de mémoire, autant de signes banals devant lesquels il faudra rester vigilants, surtout chez la personne âgée, pour éviter une détérioration définitive des fonctions cérébrales.

Pourquoi en prendre ?

Elle se trouve sous deux formes différentes dont la nature et le rôle varient en fonction de la forme :

- la méthylcobalamine va agir en tant que transporteur d'un groupement chimique : le groupement méthyle (-CH3), qui est nécessaire à un grand nombre de réactions chimiques de première importance, par exemple le recyclage de l'homocystéine (ce qui évite son accumulation, responsable d'obstruction des vaisseaux et de troubles psychiatriques). Au passage, cette réaction permet de former un dérivé de l'acide folique (le tétrahydrofolate), très important pour la synthèse de l'ADN et qui explique la complémentarité entre les vitamines B12 et B9. Un manque de vitamine B12 prive les cellules d'un dérivé de la vitamine B9 dont elles ont besoin pour leur croissance. Une des manifestations notables d'un déficit en vitamine B12, à l'examen sanguin, est l'anémie, avec de gros globules fragiles ;
- l'adénosylcobalamine, qui joue un rôle dans la synthèse des acides gras et dont le manque perturbe la fabrication des gaines des nerfs (myéline) avec risque de graves troubles nerveux.

Qui doit en prendre ?

Les femmes avant, pendant et après la grossesse si elles allaitent ; les personnes âgées, de façon systématique, et à fortiori si elles présentent des troubles du comportement, et ce le plus précocement possible pour une efficacité maximale ; les végétariens et les végétaliens ; les patients souffrant de maladies inflammatoires de l'intestin ou ceux qui ont été opérés de l'estomac ; les séropositifs et les sidéens ; les patients souffrant d'un syndrome de fatigue chronique (à des doses de 2 000 à 3 000 µg par jour 3 fois par semaine) et en association avec d'autres micronutriments comme la coenzyme Q10, la vitamine C, le magnésium ; les gens qui font des crises d'asthme après avoir mangé des aliments contenant des sulfites, comme conservateurs ; en association à la B9, dans les crises douloureuses d'origine arthrosique ; les personnes prenant des médicaments qui s'opposent à l'absorption de la vitamine B12 : ***Tagamet*® *, Azantac*® *, Raniplex*® *, Colchicine*® *, Glucophage*® *, Stagid*® *, Glucinan*®.**

Comment en prendre ?

Soit à forte dose, en cas de déficit avéré ou de syndrome de fatigue chronique : ***Vitamine B12 Gerda*®,** 1 comprimé par jour pendant 15 à 30 jours, puis 1 comprimé par semaine ;

soit à doses nutritionnelles :

Bioptimum Homme ®
ou ***Bioptimum Femme*** **®,** 2 comprimés par jour, et
Léro Base **®,** 2 capsules par jour.
Traitements à suivre pendant toute la durée de la grossesse et de l'allaitement, quasiment en permanence chez le sujet âgé et en cas d'alimentation végétarienne, de même qu'en cas de déficit immunitaire ou de maladie inflammatoire chronique de l'intestin.

BÉBÉ (supplémentation du...)

La supplémentation classique à base de vitamine D (***Uvestérol*** ® ou ***Zyma-D2*** ®) en prévention du rachitisme et de vitamine K pour prévenir la maladie hémorragique du nouveau-né suffit le plus souvent. Les apports sont idéalement couverts par le lait maternel si la maman se nourrit correctement et n'a pas de terrain allergique.
Cependant, en cas de terrain allergique, le bébé est incapable de fabriquer certaines graisses indispensables à l'hydratation de sa peau et à la lutte contre l'inflammation.
Le lait maternel, quand la maman a le même terrain, ne va pas apporter ces graisses. Cela implique d'apporter de bonnes graisses au bébé en utilisant de l'**huile de bourrache** (voir ce terme) sous forme liquide (***Gamatol*** ® **:** 2 pipettes par jour) et aussi d'optimiser l'alimentation de la maman (huile de colza, poissons gras, amandes... et capsules d'huile de bourrache).
En l'absence d'allaitement, le recours aux laits maternisés s'impose, avec une grande rigueur dans leur choix pour les bébés à terrain allergique. Il est déconseillé d'utiliser le lait de soja avant l'âge de 4 mois, du fait de la présence de phytoœstrogènes qui risqueraient de perturber le système hormonal du bébé (le Quotidien du médecin, 2002, 7197 : 13).
Il faut donc avoir recours aux hydrolysats de protéines (type ***Pepti junior*** ®), qui suffisent dans la quasi-totalité des cas à calmer l'allergie. Quand ce n'est pas le cas, votre pédiatre peut être amené à vous conseiller un lait à base d'acides aminés. En dehors de ces terrains allergiques, qui posent des problèmes de plus en plus fréquents, et quand le lait de vache est bien toléré, vous avez intérêt à utiliser des laits enrichis en probiotiques, qui stimulent les défenses immunitaires mises à contribution très tôt par des mises en collectivité précoces.

BESOINS NUTRITIONNELS

Les besoins nutritionnels relèvent du domaine de la mesure expérimentale et d'un objectif médical. Les besoins en un nutriment donné ou en énergie sont définis comme la quantité de ce nutriment ou d'énergie nécessaire pour assurer l'entretien, le fonctionnement métabolique et physiologique d'un individu en bonne santé. Ils comprennent les besoins liés à l'activité physique et à la thermorégulation, ainsi que les besoins supplémentaires nécessaires pendant certaines périodes de la vie, comme la croissance, la gestation et la lactation.

BÊTA-CAROTÈNE

Quand on pense bêta-carotène, on pense en général « carotte », car c'est le légume dans lequel il a été découvert en 1831 et, qui par ailleurs en contient beaucoup. On pense aussi « bronzage », car il procure une belle teinte orangée quand on en consomme de grandes quantités. Il est le chef de file du groupe des caroténoïdes : c'est un pigment qui confère par sa présence une coloration jaune orangé. Il colore parfois des animaux, le flamand rose tirant sa jolie couleur de l'absorption de crevettes et de phytoplancton, riches en carotène.

Les principales sources alimentaires

- Foie : 5 à 120 mg pour 100 g,
- carotte : 12 mg pour 100 g,
- épinard : 9 mg pour 100 g,
- pissenlit : 8 mg pour 100 g,
- patate douce : 7,7 mg pour 100 g,
- persil : 7 mg pour 100 g,
- chou frisé : 4,7 mg pour 100 g,
- fenouil : 3,8 mg pour 100 g,
- cresson, mangue, endive, abricot : entre 2,8 et 3 mg pour 100 g,
- melon : 3,4 mg pour 100 g.

Quels sont les besoins ?

Ils sont estimés de la façon suivante :

- chez l'homme : 4,8 mg par jour ;
- chez la femme : 3,6 mg par jour ;
- chez l'enfant entre 1 et 3 ans : 2,4 mg par jour ;
- chez l'enfant de 4 à 6 ans : 2,7 mg par jour ;
- chez l'enfant de 7 à 9 ans : 3 mg par jour ;
- chez l'enfant de 10 à 12 ans : 3,3 mg par jour ;
- chez l'adolescent de 13 à 15 ans : 3,6 mg par jour ;
- chez l'adolescente de 13 à 15 ans : 4,2 mg par jour.

Les besoins sont particulièrement importants :

- chez la femme enceinte : 4,2 mg par jour ;
- chez la femme qui allaite : 5,7 mg par jour.

Pourquoi en prendre ?

Le bêta-carotène participe au bronzage en protégeant la peau des rayons du soleil, mais une exposition prolongée (plus de 11 jours) épuise les réserves de la peau et il est donc important d'augmenter ses apports pendant l'été en consommant des aliments riches en bêta-carotène et en se complémentant avant de s'exposer au soleil.

Cet effet protecteur du bêta-carotène se retrouve en fait au niveau de toutes les graisses de l'organisme, qu'il protège de l'oxydation en compagnie de la vitamine E, agissant encore plus en profondeur que cette dernière. Le bêta-carotène va donc protéger non seulement les graisses qui circulent dans nos artères, pour éviter qu'elles ne se déposent dans leurs parois et ne les bouchent, mais également les graisses de toutes les membranes des cellules. Préserver les graisses de l'oxydation est important pour la survie de la cellule elle-même, mais également pour nos gènes, sur lesquels viennent se fixer les graisses oxydées, les empêchant de fonctionner correctement.

Le bêta-carotène est aussi un des éléments de premier plan dans la protection de la redoutable **dégénérescence maculaire liée à l'âge** (**DMLA,** voir ce terme).

Il permet de maintenir une communication optimale entre les cellules et l'on sait qu'il existe une perte de cette communication intercellulaire dans la maladie cancéreuse.

Enfin, le bêta-carotène se transforme en vitamine A au fur et à mesure des besoins de l'organisme sans risque d'accumulation, à la différence de la vitamine A elle-même.

À noter : le bêta-carotène est mieux absorbé quand il est cuit.

Qui peut en prendre et quand ?

Les personnes âgées, les diabétiques, en prévention des maladies liées au vieillissement de nos cellules, avant et pendant une exposition au soleil, en cas de problèmes de **peau sèche,** d'**eczéma,** d'**allergies** (voir ces termes), d'acné, dans un environnement toxique (pollution des villes, fumeurs, milieu industriel), en cas d'anémie par carence en fer, pour favoriser l'absorption du fer.

Comment en prendre ?

Sous forme de compléments associés à la vitamine E, au sélénium, au zinc, par exemple : ***Bioptimum Solaire*®,** 2 comprimés par jour,
ou ***Oenobiol Solaire*®,** 2 dragées par jour, et
***Léro Procutane*®,** 1 capsule par jour.

BIODISPONIBILITÉ

Se dit du potentiel d'absorption et d'utilisation d'un nutriment par l'organisme. Par exemple, le calcium de l'eau est biodisponible à 40 %, cela signifie que 40 % du calcium contenu dans l'eau sera absorbé et utilisé par l'organisme qui le consomme.

BOUFFÉES DE CHALEUR LIÉES À LA MÉNOPAUSE

De nombreuses femmes souffrent de désagréments liés à la **ménopause** (voir ce terme) autour de la cinquantaine. À cette période de la vie, la diminution progressive des sécrétions ovariennes modifie l'équilibre hormonal, ce qui peut se traduire par des bouffées de chaleur, mais aussi des sueurs nocturnes, des troubles du sommeil, de la fatigue ou une prise de poids.

Si un traitement hormonal substitutif est contre-indiqué ou si vous ne souhaitez pas prendre d'hormones, vous aurez intérêt à vous faire aider par un traitement homéopathique et par une activité de relaxation (gymnastique aquatique ou yoga).

Mon conseil

Prendre :
***Bioptimum Soja*®,** 2 comprimés par jour,
ou ***Gydrelle Phyto*®,** 2 comprimés par jour, utilement soutenus pour vous détendre par :
***Bioptimum Stress*®,** 4 comprimés par jour.
Traitements à poursuivre au long cours pendant la durée des bouffées de chaleur.

BOULIMIE

Voir traitement du **stress.**

BOURDONNEMENTS D'OREILLE

Dans cette affection, la nutrithérapie complète des traitements classiques prescrits par votre médecin.

Mon conseil

Prendre :
***Bioptimum Stress* ®,** 4 comprimés par jour,
ou ***Léro DNV* ®,** 2 capsules par jour, éventuellement complétés par :
***Magné-B6* ®,** 6 comprimés par jour,
ou ***Spasmag* ®,** 6 gélules par jour, et
***Bioptimum Peau* ®,** 2 comprimés par jour,
ou ***Bioléine* ®,** 1 capsule par jour.

BOURRACHE (huile de...)

L'huile de bourrache est très riche en acide gamma-linoléique (GLA), acide gras de la série oméga 6 que l'organisme fabrique normalement à partir de l'acide linoléique (acide gras essentiel). Le GLA est particulièrement indiqué en cas de problèmes de peau sèche et des pathologies associées : **eczéma** (voir ce terme), psoriasis. L'enzyme qui est censée assurer sa synthèse (delta-6 désaturase) est facilement défaillante : chez le bébé, à partir de 45 ans, en cas d'excès de sucre, d'alcool, de graisses saturées et de graisses « trans » (graisses modifiées par la chaleur ou par un traitement physique tel une mise en poudre), en cas de stress, de diabète, d'hyperthyroïdie, de terrain allergique, de déficit en zinc, en vitamines C et B6, en magnésium... C'est dire si les occasions sont nombreuses où le recours à des compléments de bourrache se révèle utile ! D'autant que la sécheresse que vous constatez au niveau de votre peau est aussi le reflet d'un mauvais état des membranes de toutes les cellules. Cela dépasse donc le simple (si l'on peut dire...) problème cosmétique.

Comment en prendre ?

Chez le bébé :
***Gamatol* ®,** 2 pipettes par jour.
Chez l'enfant en âge d'avaler des comprimés :
***Bioptimum Peau* ®,** 1 comprimé par jour.
Chez l'adulte :
***Bioptimum Peau* ®,** 2 comprimés par jour,
ou ***Bioléine* ®,** 1 comprimé par jour,
ou ***GLA* ®,** 2 capsules par jour.

• C • D • E •

C (vitamine C)

Vitamine vedette de la nutrithérapie, sa réputation est associée au nom de Linus Pauling, double prix Nobel (1954 et 1962), qui a consacré une partie de sa vie à la recherche sur les bénéfices de la prise de fortes doses de vitamine C (l'autre partie de sa vie ayant été consacrée à la défense de la paix).

La carence en vitamine C est responsable d'une maladie, le scorbut, qui a fait des ravages au cours des siècles. Le scorbut a décimé les équipages des bateaux qui partirent à la découverte du Nouveau Monde au XVIIe siècle. Très récemment, la presse médicale a fait état de cas de scorbut chez des personnes âgées et des médecins français ont découvert 6 cas de scorbut chez des patients cancéreux.

Ce n'est pas franchement une surprise, cette vitamine très fragile est détruite par la chaleur, par le contact de l'air, par la lumière, par le bicarbonate de soude (que l'on trouve par exemple dans les comprimés effervescents) et sa solubilité dans l'eau la fait éliminer avec l'eau de cuisson.

En outre, la vitamine C a vu sa teneur diminuer progressivement dans les aliments que nous consommons, au point que ceux-ci ne contiennent plus que la moitié, voire le quart des quantités prévues par la nature ! Vos apports en vitamine C sont directement dépendants de la quantité de fruits et de légumes que vous absorbez. Les animaux, qui ont gardé la capacité de la fabriquer, en produisent de très grandes quantités pour rester en bonne santé.

Chez l'homme, on estime qu'il faut entre 10 et 60 mg par jour pour ne pas risquer le scorbut, mais cela n'a rien à voir avec les quantités idéales pour rester en forme, pour faire du sport, pour lutter contre la pollution et pour faire face aux épidémies de plus en plus virulentes auxquelles nous faisons face toute l'année ! Or, à la fin d'une infection, le contenu en vitamine C des globules blancs chargés de votre défense est tombé au niveau du scorbut, et si vous comptez sur votre alimentation, il vous faudra consommer beaucoup de kiwis, de jus d'orange, de cerises acérola (c'est le fruit qui en contient le plus), de choux, de brocolis, le tout saupoudré de persil et de coriandre, pour arriver à vous remonter assez vite et éviter l'infection suivante ! N'hésitez donc pas à prendre des doses élevées en cas d'infection virale ou microbienne, vous ne ferez qu'aider votre organisme à recouvrer un état de bonne santé.

Pourquoi en prendre ?

Si la lutte contre les infections est le rôle le plus connu de la vitamine C, celle-ci joue également un rôle :

• dans la production d'énergie, la vitamine C fait ainsi partie de l'arsenal de lutte contre la fatigue ;

• dans la lutte contre les allergies par son action antihistaminique ;

• sur la santé de vos artères ;

• sur la santé de vos yeux, puisqu'elle permet de prévenir la survenue des cataractes en association avec les autres antioxydants ;

• sur la santé de vos gencives, dans la mesure où elle réduit la perméabilité des capillaires et diminue les saignements ;

• sur la santé de vos os, de vos tendons, ligaments et cartilages ;

• dans la lutte contre les méfaits du stress, elle permet de retrouver un fonctionnement normal de la glande surrénale ;
• dans l'élimination des toxiques et dans la lutte contre les **radicaux libres** (voir ce terme), ces « tueurs cellulaires » à l'origine des nombreux dégâts liés au vieillissement (cancers, maladies cardio-vasculaires).

Ainsi, les quantités minimales des besoins se situent certainement autour de 200-250 mg par jour, avec nécessité d'une majoration des doses en fonction des circonstances. Chaque cigarette, par exemple, vous enlève 25 mg de vitamine C, et donc, avec un paquet par jour, ce n'est pas moins de 500 mg par jour qui sont nécessaires, juste pour compenser les pertes ! Plus le taux sanguin de vitamine C est bas, plus est élevée la mortalité par cancer (plus 62 % dans l'étude NAHNES II, dont les résultats furent publiés en 1998 et 1999, National Health and Nutrition Examination Survey).

Qui doit en prendre ?

La grossesse et l'allaitement, la pratique du sport, le stress, l'exposition à la pollution, la cicatrisation des plaies et des fractures et la prise de médicaments sont autant de circonstances où les doses de vitamine C méritent d'être optimisées. Par exemple, l'aspirine nécessite des apports équivalents de vitamine C pour compenser les effets négatifs de l'aspirine sur l'**absorption** (voir ce terme) et l'élimination de la vitamine C. Si vous prenez 160 mg d'aspirine tous les jours à visée fluidifiante, il faudra un apport de 160 mg de vitamine C, qui est au moins aussi importante pour le système cardio-vasculaire que l'aspirine !

D'une façon générale, l'organisme retient d'autant plus de vitamine C qu'il en manque, ce qui autorise des apports de plusieurs grammes dans les maladies graves comme le sida ou le cancer. À ces doses-là, pour éviter les diarrhées, il vaut mieux avoir recours aux injections intraveineuses sous contrôle médical.

En dehors des cas extrêmes, prenez votre vitamine C (1 comprimé à 500 mg tous les matins, en hiver par exemple) à la fin des repas, si possible en évitant les formes effervescentes, et plutôt dans la journée, pour éviter une éventuelle insomnie, qui peut survenir en cas de prise le soir chez certains sujets très sensibles.

CACAHUÈTES (allergies aux...)

Voir **Arachide.**

CAFÉ

L'effet excitant du café est lié à sa teneur en caféine. Cette caféine est métabolisée au niveau du foie, comme la plupart des substances que nous ingérons, et ses effets dépendent donc du niveau de fonctionnement des enzymes hépatiques. Certains facteurs influencent l'activité de ces enzymes, par exemple les hormones.

Un afflux important d'hormones au niveau du foie, comme chez les femmes sous pilule contraceptive ou chez les femmes enceintes, va entraîner un taux de caféine dans le sang plus important, et donc des effets secondaires plus importants ! Chez la femme enceinte, en outre, le taux de caféine est le même dans le sang du fœtus, et quand on sait le nombre de consultations que l'on a pour troubles

du sommeil et pour hyperexcitabilité, peut-être faudrait-il mettre en garde les femmes enceintes contre ce risque…
À l'inverse, les fumeurs éliminent plus vite la caféine.
Celle-ci est présente également dans les boissons gazeuses à base de cola et dans les barres chocolatées. Cela peut aussi contribuer à un état d'excitation chez les enfants.
Néanmoins, tout n'est pas négatif dans le café, et, là encore, cela dépend de la dose. Par exemple, l'état de stimulation de la vigilance recherché par tous ceux qui ont besoin de rester éveillés est actuellement à l'étude sous forme de pilules à effet prolongé, pour éviter certains effets gênants du café (par exemple, l'effet diurétique).
Une surprise : l'expresso contient moins de caféine que le café infusé. Mais, comme pour le vin, ne dépassez pas 2 à 3 tasses par jour et tout ira bien !
En homéopathie, on utilise le café sous la forme de ***Coffea 9 CH,*** 5 granules au coucher à répéter dans la nuit en cas de réveil, pour traiter les états d'excitation perturbant le sommeil dus à une abondance d'idées, à une activité incessante de l'esprit et comparables à ceux résultant d'un surdosage de café.

CALCIUM

Le calcium est indispensable à la vie, car, outre sa participation à l'édification du squelette, il assure la contraction du cœur, la coagulation du sang, la transmission nerveuse et permet à de nombreuses enzymes de fonctionner.

Les principales sources alimentaires

• Les produits laitiers :
1 verre de lait = 120 mg,
250 ml de lait = 300 mg,
1 yaourt = 150 mg,
30g de fromage à pâte cuite = 263 mg,
100 g de fromage blanc = 95 mg,
1 petit suisse = de 28 mg (petit modèle) à 56 mg (grand modèle) ;
• les produits végétaux :
200 mg d'épinards = 512 mg,
200 mg de chou frisé = 254 mg à 380 mg,
200 mg de brocolis = 102 mg,
200 mg de pois chiches cuits = 128 mg,
200 mg de poireau = 96 mg ;
• les eaux minérales :
Talians ® = 596 mg par litre (et très peu de nitrates),
Hépar ® = 555 mg par litre (et 110 mg de magnésium),
Courmayeur ® = 517 mg par litre,
Contrex ® = 486 mg par litre,
Vittel ® = 202 mg par litre ;
• les œufs :
1 œuf = 28 mg ;
• le chocolat :
1 barre de chocolat au lait = 43 mg,
1 barre de chocolat noir = 13 mg.

L'absorption du calcium diffère selon les aliments : vous en absorbez 25 % dans le lait, 52 % dans les choux, 24 à 48 % dans les eaux minérales.

Quels sont les besoins ?

Les apports nutritionnels conseillés varient avec l'âge :
• enfants de 6 à 9 ans : 800 mg par jour ;
• adolescents de 10 à 18 ans : 1200 mg par jour (1 adolescente sur 2 est en dessous de 800 mg par jour et 1 sur 4 en dessous de 500 mg par jour) ;

- adultes de plus de 18 ans : 900 mg par jour ;
- femmes après 55 ans : 1 200 mg par jour (1/3 des femmes de plus de 50 ans consomment moins de 500 mg par jour) ;
- hommes après 65 ans : 1 200 mg par jour ;
- femmes enceintes (dernier trimestre) : 1 000 mg par jour (61 % des femmes n'ont même pas les 2/3 des apports recommandés) ;
- femmes allaitantes : 1 000 mg par jour ;
- personnes âgées : 1 200 à 1 500 mg par jour.

Pourquoi en prendre ?

99 % du calcium est contenu dans l'os, et le 1 % qui reste est particulièrement important, au point que l'organisme, pour le maintenir à un niveau constant, n'hésite pas à le prendre au niveau de l'os dès que vous baissez vos apports alimentaires. En effet, ce calcium sert à la contraction musculaire, et en particulier cardiaque, à régler les sécrétions hormonales, à activer des enzymes et au fonctionnement des membranes cellulaires.

Enfin, on reconnaît au calcium un effet préventif sur l'ostéoporose, sur le cancer du côlon et sur les maladies cardio-vasculaires. Un apport de 1 500 mg par jour réduit le risque de cancer du poumon.

Le calcium peut aussi devenir néfaste : par exemple, dès que vous manquez de magnésium, le calcium peut alors entrer dans les cellules et les activer, pouvant même les tuer (une cellule calcifiée est une cellule morte), d'où la nécessité d'associer du magnésium à vos prises de calcium (alors qu'on a longtemps cru qu'ils se contrariaient !)

Les adolescents ont jusqu'à 18 ans pour incorporer le maximum de calcium au niveau de leurs os et les apports bas auxquels on assiste actuellement les fragilisent, avec un risque de fracture plus important lors d'activités sportives et, plus tard, un risque accru d'ostéoporose.

Qui peut en prendre et comment ?

Il faut arriver à estimer vos apports en fonction des besoins et de votre alimentation, mais nombreuses sont les circonstances où vous pouvez vous aider d'un apport supplémentaire : grossesse, croissance, fracture, prévention de l'ostéoporose.

Utilisez alors soit les comprimés ***Densical*® *, Calperos*® *, Caltrate*®*,** soit les sachets, type ***Calcidose*®*,*** que vous pouvez alors mélanger à un yaourt pour en améliorer la tolérance : la dose habituelle se situe entre 1 et 2 sachets ou comprimés par jour, en fonction des apports alimentaires.

Chez les enfants qui n'aiment pas les produits laitiers, vous pouvez également utiliser comme eau de cuisson les eaux minérales type ***Contrex*®*,*** pour faire la soupe par exemple. On pourra aussi leur faire prendre ***Bioptimum Junior*®*,*** 1 comprimé par jour apportant 120 mg de calcium.

CALCULS RÉNAUX

Évitez :

• de prendre plus de 2 g de calcium par jour ;
• de saler vos aliments, car le sel favorise le passage du calcium dans les urines ;
• de boire plus de 2 tasses de café par jour (le café favorise, lui aussi, l'élimination urinaire du calcium) ;
• de consommer trop de protéines (viande, poisson, œuf) qui, au-delà de 200 g par jour, acidifient votre organisme et favorisent la fuite urinaire de calcium ;
• de consommer des aliments contenant des oxalates : jus de fruits en boîte, chocolat, thé.

Consommez des eaux riches en magnésium (***Hépar*** ®), en bicarbonates et en potassium (***Vichy St-Yorre*** ®).

CALORIE

Unité de mesure de la chaleur. C'est la quantité de chaleur nécessaire pour élever 1 g d'eau de 14,5 ° C à 15,5 ° C.
Ce terme est utilisé en nutrition à la place de kilocalorie.

CANCER (influence de l'alimentation et de la nutrition sur le...) ⚠

Un cancer, quand il survient, a souvent commencé son développement en sourdine plus de 10 ans plus tôt (en dehors des cancers de l'enfant). À côté des efforts réalisés sur les traitements, la recherche s'est efforcée de découvrir les différents phénomènes qui vont faire d'une cellule normale une cellule cancéreuse, pour pouvoir agir le plus précocement possible. Un cancer est une maladie résultant de plusieurs facteurs différents et qui va évoluer en plusieurs étapes. En terme de prévention, il faudra donc agir en évitant, autant que possible, de cumuler plusieurs facteurs de risque (tabac + alcool + alimentation pauvre en fruits et légumes + pollution + stress, par exemple).
Au cours de la maladie, on pourra encore agir à chaque étape, avant de se trouver devant une maladie qui s'est disséminée et dont le pronostic est alors beaucoup plus réservé.
Le problème est que nous sommes tous inégaux devant le cancer. En effet, ce que nous allons faire d'une substance que nous avons respirée ou avalée est vraiment particulier à chacun d'entre nous. Ceux qui poursuivent leurs mauvaises habitudes parce qu'ils connaissent « quelqu'un qui a fait pareil et qui a vécu jusqu'à 90 ans » se trompent. Ce que le voisin fait de l'alcool, du tabac ou d'autres substances qu'il ingurgite est propre au voisin et ne peut en aucun cas s'appliquer à tout le monde. Dit en termes plus scientifiques, les systèmes enzymatiques qui prennent en charge une substance carcinogène pour la transformer, puis la détoxifier et l'éliminer sont différents pour chaque personne. De même, une fois les dégâts produits au niveau des gènes, les systèmes de réparation qui vont supprimer l'anomalie, refabriquer le gène de façon correcte et nettoyer l'ADN des polluants qui sont venus se fixer sur lui dépendent de l'activité d'enzymes qui sont, elles aussi, propres à chacun d'entre nous.

Enfin, quand les dégâts sont trop importants et que la réparation ne peut se faire dans de bonnes conditions, il existe un système d'autodestruction sous la dépendance d'une protéine (P53) dont la forme dépend de la présence de zinc. C'est cette protéine qui va décider s'il faut détruire la cellule proprement, sans risque pour les cellules alentour, et, là encore, ce système fonctionne plus ou moins bien chez chacun d'entre nous, d'autant qu'il peut avoir lui aussi été touché par les agressions des radicaux libres.

On estime à 10 000 coups par jour les attaques subies par nos gènes de la part de ces tueurs cellulaires que sont les radicaux libres.

Heureusement, toutes ces attaques ne font pas mouche et, quand elles font mouche, toutes ne concernent pas forcément des gènes qui gouvernent la cancérisation (appelés oncogènes).

Parmi les dizaines de milliers de gènes qui président à la fabrication de nos protéines, nous possédons quelques gènes particulièrement importants, en particulier pour la multiplication cellulaire, et si ces gènes sont touchés et qu'ils ne sont pas réparés, cela peut donner naissance à une cellule cancéreuse.

Quelle attitude préventive adopter ?

La compréhension de tous ces mécanismes et la découverte de substances dans l'alimentation qui ont une action sur tous ces phénomènes sont à l'origine du terme « chimioprévention », qui a pour but d'optimiser les apports alimentaires tout en réduisant, dans la mesure du possible, l'exposition aux polluants.

Sur le plan des agresseurs, l'existence de substances antioxydantes qui vont venir piéger les radicaux libres avant qu'ils n'aient fait trop de dégâts permet d'agir « à la source », si l'on peut dire. Il faut donc optimiser les apports en sélénium, en vitamine C, en vitamine E (naturelle), en caroténoïdes (bêta-carotène, lycopène), en flavonoïdes (polyphénols du vin, du raisin), en coenzyme Q10, en sulforaphane (choux et brocolis) et donc en fruits et légumes : au moins 5 par jour.

Sur le plan de la progression dans le temps de la cellule cancéreuse, il existe, là encore, des substances présentes dans les aliments qui ont le pouvoir de s'opposer à cette progression de la transformation cancéreuse. On retrouve les crucifères (brocolis, choux sous toutes leurs formes et en particulier fermentée), le curcuma, les oignons, le romarin, le thym, les échalotes, l'ail, le thé, ainsi que les aliments qui ont des effets anti-inflammatoires, comme certaines graisses (huile de colza, poissons gras).

Enfin, il faut éviter une surcharge de notre organisme en polluants : tabac, alcool, exposition prolongée au soleil, métaux lourds (cadmium, mercure, plomb, arsenic), barbecue, aliments noircis, grillés, roussis, eaux riches en nitrates et nitrites, irradiations naturelles (par le sol : radon) ou par des radiographies fréquentes et répétées.

CARENCE

Déficit marqué en un nutriment, qui se traduit par des signes cliniques et biologiques, voire par des maladies telles que le scorbut pour la vitamine C, le béribéri pour la vitamine B1, le rachitisme pour la vitamine D, la pellagre pour la vitamine PP.

CAROTÉNOÏDES

Ce sont des pigments colorés qui sont présents dans les fruits et les légumes, qui leur donnent leurs belles couleurs jaune, orangée, rouge, et qui les protègent du pourrissement. Ils sont importants pour votre santé, car ils ont le même effet sur votre corps : ils le protègent d'une forme de vieillissement, « l'oxydation », qui se traduit par des affections des yeux (cataracte, dégénérescence maculaire), des maladies cardio-vasculaires et des cancers. Il est en effet reconnu qu'une consommation quotidienne d'au moins 3 fruits frais et de 2 légumes par jour procure une protection contre ces maladies. Il est conseillé de consommer ces aliments avec des graisses pour augmenter leur absorption (tomates ou carottes + huile d'olive). En outre, la cuisson améliore leur absorption : le lycopène de la tomate est mieux absorbé sous forme de sauce tomate que sous forme de tomate crue, de même que le carotène de la carotte !

CATARACTE

C'est l'opacification progressive du cristallin qui, si elle bénéficie à l'heure actuelle des progrès de la chirurgie d'implants, peut néanmoins être prévenue par une stratégie de lutte contre l'oxydation des protéines du cristallin.

La prévention repose sur la protection vis-à-vis du soleil, au moins aux heures où le soleil « tape » le plus, en se protégeant dès le plus jeune âge par des lunettes de soleil efficaces (les lésions sont cumulatives avec les années), par le port de casquette à longue visière, par une alimentation riche en caroténoïdes, en sélénium, en vitamine E et en vitamine C.

Mon conseil

Faire, dès 40 ans, 2 fois par an des cures répétées de 3 mois d'associations telles que :

***Nutrof*®**, 3 comprimés par jour,
ou ***Optibiol*®**, 8 capsules par jour.

CATÉCHOLAMINES

Ensemble de neurotransmetteurs fabriqués à partir des acides aminés phénylalanine et tyrosine, qui transportent l'information d'un neurone à l'autre : la phénylalanine donne la tyrosine, qui, en présence de fer, donne la dopa. La dopa est transformée en dopamine en présence de vitamine B6. La dopamine est transformée en noradrénaline. La baisse de production de ce type de neurotransmetteurs donne une baisse de la concentration, de la libido, de la mémorisation, de la motivation, de l'envie d'entreprendre, de la notion de plaisir et le besoin de recourir à des stimulants.

CELLULES

Nous avons quelque 100 000 milliards de cellules dans notre corps et, même si elles ont des formes très différentes, elles ont beaucoup de caractères communs :

- La membrane qui les délimite et qui est constituée d'une double couche de graisses en partie apportées par l'alimentation. Cette membrane est traversée par de très nombreuses protéines qui servent de canaux pour le passage de l'eau et des ions (calcium, potassium,

chlore...) ou qui constituent les millions de récepteurs qui captent et émettent des informations jour et nuit.
La qualité des communications de toutes les cellules entre elles va dépendre de la souplesse de cette membrane, et donc de la qualité des graisses qui la constituent (et que vous apportez par l'alimentation).
Il est important, quand cela touche les globules blancs qui assurent vos défenses, que ceux-ci soient bien informés des microbes ou des virus que vous rencontrez, pour qu'ils soient en mesure de fabriquer les bons anticorps. Cette membrane délimite un liquide appelé « cytosol », dans lequel baignent les mitochondries.

• Les mitochondries, centrales énergétiques où sont brûlés les nutriments apportés par l'alimentation au « feu » de l'oxygène apporté par la respiration (et transporté par l'hémoglobine des globules rouges). C'est au cours de ce processus de production d'énergie que sont produits une grande partie des radicaux libres qui agressent nos cellules, accélèrent leur vieillissement et parfois les précipitent dans la transformation cancéreuse.
Le nombre de coups portés aux mitochondries par ces tueurs cellulaires est estimé à 100 000 par jour, ce qui nous oblige à changer tous les jours 10 % de nos mitochondries.
Ces mitochondries jouent, en outre, un rôle de premier plan dans la mort cellulaire programmée, système de suicide très perfectionné qui permet à une cellule ayant subi des agressions ou des mutations de s'autodétruire pour éviter sa transformation en cellule cancéreuse, et ce de façon très écologique, sans rien déverser alentour pour éviter de léser les tissus voisins. La cellule cancéreuse réussit à empêcher cette autodestruction, au point même parfois de résister aux drogues anticancéreuses.

• Le noyau, qui est, lui aussi, entouré d'une membrane, contient l'information génétique nécessaire à la fabrication des protéines dont la cellule a besoin pour fonctionner. Cette information est portée par une molécule appelée **ADN** (voir ce terme), qui n'a pas encore livré tous ses secrets. C'est une autre molécule, l'**ARN** (voir ce terme), qui va décoder l'ADN et reconstituer les protéines en suivant les instructions de montage. Les recherches se concentrent de plus en plus sur l'ARN et semblent vouées à un avenir prometteur. Comme les mitochondries, le noyau est la cible d'attaques quotidiennes par des radicaux libres, qui vont agir directement sur l'ADN, en casser des fragments et provoquer des mutations. Quand ces lésions touchent des gènes dont le rôle est de permettre la réparation des lésions de l'ADN, la cellule va laisser en place ces cassures, sans les réparer ; ce peut être le début d'une cellule cancéreuse. Ces radicaux libres peuvent aussi produire des déchets : ils proviennent des graisses ou des protéines qu'ils ont agressées et qui vont venir se déposer sur les gènes, les empêchant de fonctionner. On estime à 10 000 le nombre d'attaques par les radicaux libres que subissent nos gènes chaque jour, avec nécessité de réparer les dégâts au fur et à mesure pour éviter la propagation d'une cellule anormale, et donc le risque d'une cancérisation.

C'est pour faire fonctionner les enzymes de réparation qu'il faut apporter tous les jours les vitamines et les minéraux dont elles ont besoin. Avec l'âge, la réparation se fait de moins en moins bien, les lésions s'accumulent et les symptômes témoignant de ces pertes de fonctions apparaissent : faiblesse musculaire, perte de la mémoire, de l'audition, du goût, du sommeil et une moins bonne tolérance au sucre, qui va s'accumuler dans le sang (voir aussi **Glycémie**).

CÉPHALÉES

Elles relèvent de traitements spécifiques allopathiques ou homéopathiques suivant les causes. Le recours à un ostéopathe compétent permet souvent de débloquer les problèmes. Chez l'enfant, en dehors des problèmes de vue, il faut aussi examiner la possibilité d'un problème dentaire ou d'un problème de sinus. N'oubliez pas de rechercher une cause dans votre environnement quotidien à la maison ou au travail (voir **Syndrome d'hypersensibilité chimique**). Pensez enfin que le seuil de douleur est modulé par le magnésium et que l'alimentation n'en apporte pas suffisamment.

Mon conseil

Prendre :
***Bioptimum Stress* ®,** 4 comprimés par jour,
ou ***Léro DNV* ®,** 1 capsule par jour, complétés si besoin par :
***Mag 2* ®,** 2 comprimés par jour,
de la vitamine E (400 mg par jour) :
***Dermorelle* ®,** 2 capsules par jour.

CHEVEUX

Le cheveu est, comme l'ongle (ce sont des phanères), le reflet des apports nutritionnels, mais aussi des besoins de l'organisme. La protéine qui les constitue, la kératine, est en partie constituée à partir de la cystéine, or la demande en cystéine dans l'organisme est l'une des plus fortes qui soient. En cas de déficit ou de besoins augmentés, le corps va dégrader la kératine pour en extraire la cystéine. C'est pourquoi l'état de santé de nos phanères est pour nous très important, car en traitant le cheveu sec, cassant, qui tombe, on remonte aussi les défenses immunitaires, on améliore l'élimination biliaire des toxiques, on améliore la lutte contre le stress.

Prise en charge par la nutrithérapie

Il faut prendre :
- du zinc, indispensable à la croissance des cheveux et des ongles (plus de 80 % des adultes ne reçoivent pas les apports recommandés en zinc) ;
- de la vitamine B6, qui favorise la reconstruction de la kératine ;
- des vitamines B5 et B8.

De nombreux complexes existent, à prendre au moins pendant 2 mois, tels que :
***Bioptimum Cheveux* ®,** 2 comprimés par jour,
ou ***Nutricap* ®,** 2 capsules par jour,
ou ***Léro Phanères* ®,** 1 capsule par jour.

CHIMIOTHÉRAPIE ⚠

Utilisation de substances chimiques à visée thérapeutique notamment dans le traitement du cancer. Traitement visant à détruire la cellule cancéreuse, avec plus ou moins de réussite suivant les tumeurs, mais également toxique pour toutes les autres cellules de l'organisme. Elles sont malheureusement souvent plus sensibles à la chimiothérapie que les cellules cancéreuses elles-mêmes qui arrivent parfois à acquérir un pouvoir de résistance aux drogues que ne possèdent pas les cellules normales. Il faut donc donner à l'organisme de quoi réparer les dégâts dus à la chimiothérapie et il est parfois même possible de sensibiliser la cellule cancéreuse à la chimiothérapie.

Mon conseil

Entre deux cures de chimiothérapie, je vous conseille de faire des cures d'antioxydants (sélénium, vitamine E, C, bêtacarotène, coenzyme Q10...), soutenues par la prise de multivitamines :
Bioptimum ARL ®, 2 comprimés par jour,
ou ***Antiox 200 ®,*** 2 capsules par jour,
ou ***Clédist ®,*** 1 gélule par jour, à compléter par :
Bioptimum Stress ®, 4 comprimés par jour,
ou ***D-Stress ®,*** 4 comprimés par jour, et
Laroscorbine ®, 4 comprimés par jour,
Veliten ®, 4 comprimés par jour,
ou ***Cirkan ®,*** 4 comprimés par jour.

CHOCOLAT

En plus d'être un aliment plaisir, le chocolat est un aliment santé ! Le chocolat noir apporte, en effet, du magnésium (112 mg pour 100 g), du potassium (400 mg pour 100 g), du calcium (173 mg pour 100 g) et du fer (2,9 mg pour 100 g). 100 g de chocolat représentent 1/2 tablette, ce qui est loin d'effrayer les accros au chocolat !
Certaines substances entrant dans sa composition, comme la théobromine et la caféine, ont un effet stimulant sur le cerveau. D'autres ont un effet antidépresseur, comme la sérotonine, qui aurait, en outre, tendance à couper l'appétit. Enfin, le chocolat contient des antioxydants, comme l'épicatéchine, que l'on retrouve également dans le thé.

CHOLESTÉROL

Graisse apportée par l'alimentation (500 mg par jour) et aussi fabriquée par le foie (2 g par jour). Il participe à la constitution des membranes cellulaires, à la fabrication des hormones sexuelles et surrénaliennes, de la vitamine D, des sels biliaires. Enfin, il se révèle indispensable au bon fonctionnement de certaines cellules du cerveau, les cellules gliales.
Le « mauvais cholestérol » n'est pas si mauvais, puisqu'il est nécessaire au bon fonctionnement des membranes cellulaires, à la synthèse de la vitamine D comme à la fabrication de toutes les hormones stéroïdiennes. De plus, il ne devient mauvais qu'une fois oxydé, et donc c'est surtout par manque de protection contre cette oxydation qu'il pèche. Les personnes qui ont un bon retour de ce cholestérol vers le foie sont mieux protégées que les autres.
Le cholestérol devient un danger pour les artères en cas d'élévation d'un type de cholestérol, le LDL cholestérol. Cela survient en particulier quand existe une anomalie héréditairement transmise qui empêche une utilisation normale (par

exemple, par anomalie de forme du récepteur qui permet son entrée dans les cellules). Il faut alors passer par un traitement médicamenteux visant à en réduire la fabrication au niveau du foie, traitement qu'il est recommandé de suivre à vie, tant que la thérapie génique ne permettra pas de réparer cette anomalie.
Enfin, il faut savoir qu'il existe des substances au moins aussi dangereuses que le cholestérol, comme par exemple l'homocystéine, dont il faudrait peut-être songer à se préoccuper, d'autant qu'il existe une méthode simple pour lutter contre un taux trop élevé, qui repose sur une supplémentation en vitamines B6, B9, B12.

CHOLINE (ex-vitamine B7)

Constituant de la lécithine, elle prévient l'accumulation des graisses dans le foie et dans les artères en les aidant à se disperser, elle participe à la constitution des membranes des cellules sous forme de phospholipides, et dans le cerveau, elle participe à la constitution d'un type particulier de phospholipides : les sphingolipides.
À partir de la choline et d'une des formes activées de la vitamine B5 (l'acétyl-coenzyme A) le corps fabrique de l'acétylcholine, neurotransmetteur de premier plan pour le bon fonctionnement de la mémoire et pour la transmission de l'influx nerveux aux muscles et entre les neurones.
La choline joue enfin un rôle dans un processus fondamental qui se déroule dans nos cellules, la **méthylation** (voir ce terme), à laquelle participent également la méthionine et les vitamines B9 et B12 et dont le déficit est impliqué à la fois dans les cancers et dans les maladies cardio-vasculaires.

Les principales sources alimentaires

Les œufs, le soja sous toutes ses formes, le foie et les choux.

CHROME

Il s'agit d'un oligo-élément qui semble particulièrement important dans le métabolisme du sucre. Il est transporté dans le sang par une protéine qui transporte également le fer, la transferrine, et il est délivré aux cellules lors de la sécrétion d'insuline. Il sert alors à activer une protéine, la chromoduline, qui va faciliter l'action de l'insuline en activant son récepteur membranaire.
Les apports conseillés sont de 65 µg par jour et les apports estimés sont de l'ordre de 30 à 40 µg par jour, essentiellement du fait de notre trop faible consommation de céréales complètes. On le trouve également dans la levure de bière et dans la viande.
Le déficit en chrome peut se révéler par des fringales de sucré en dehors des repas avec des sensations de tête vide, de fatigue, d'irritabilité, qui sont des signes d'hypoglycémie et qui vont être corrigés par la prise de chrome.
Dans le diabète, le taux de chrome diminue dans le sang tandis que son excrétion urinaire augmente. Il est donc intéressant d'en apporter en plus sous forme de complément comme ***Chromasvelt*** ® (1 comprimé par jour).
Il faut néanmoins rester prudent et prévoir des périodes d'arrêt pour éviter un excès responsable d'augmentation de

l'oxydation, mais, en cas de diabète, la prise d'antioxydants est de toutes les façons systématique.

COBALT

En excès, il bloque les enzymes de réparation des gènes et vient donc aggraver les lésions dues au tabagisme.

Les principales sources alimentaires

Essentiellement d'origine animale (foie, rognons, cœur, harengs, maquereaux, lait).

Quels sont les besoins ?

0,13 µg par jour. On n'observe pas de carence en cobalt chez l'homme (en dehors des régimes végétaliens).

Pourquoi en prendre ?

Son rôle est à rapprocher de celui de la vitamine B12, à laquelle il est intimement lié.

COENZYME

Substance qui active les enzymes pour les faire fonctionner. Ce sont le plus souvent des vitamines ou des minéraux.

COLLAGÈNE

Protéine, constituant majeur du tissu conjonctif. Il entre dans la composition de la peau, de l'os.

COLORANTS

Certains sont à éviter :

• les E 102, 104, 107, 110, 123, 127, 128, 131, 132, 133, 142, 151, 154, 155, 180, du fait de l'existence de doute sur un éventuel effet mutagène (production de mutation dans les gènes) ;

• l'acide benzoïque et ses dérivés (E 210 à 219) ;

• le dioxyde de soufre et les sulfites E 220 à 227, en raison du risque d'allergies ;

• les nitrites et les nitrates E 249 à 252, en raison de leur action carcinogène possible dans le cancer de l'estomac (production de nitrosamines) ;

• les propionates E 280 à 283 ;

• les antioxydants E 320 (BHA) et E 321 (BHT), du fait de leur toxicité démontrée chez l'animal.

COMPLÉMENTS ALIMENTAIRES

Les compléments alimentaires sont des produits destinés à être ingérés en complément de l'alimentation courante, afin de pallier l'insuffisance réelle ou supposée des apports journaliers.

CONSTIPATION

En dehors de l'augmentation des apports hydriques et de fibres, vous pouvez vous faire aider par la vitamine C, qui a tendance naturellement à accélérer le transit, ainsi que par certains sels de magnésium (le chlorure ou le sulfate par exemple).

Mon conseil

Prendre de la vitamine C à croquer (500 mg le matin) et du chlorure de magnésium (mélanger 1 sachet dans un litre d'eau puis prendre 1 à 2 cuillères à soupe le matin).

CRAMPES

L'homéopathie est le plus souvent très efficace avec des médicaments comme ***Cuprum metallicum 5 CH,*** 5 granules au rythme des crampes.
Il faut lui adjoindre :
Oligogranul ® Potassium, 5 comprimés par jour, et
Magné-B6 ®, 4 comprimés par jour.

CREVASSES

Que vous souffriez de crevasses l'hiver au niveau des doigts ou de crevasses du sein au cours de l'allaitement, il faut dans les deux cas apporter à votre peau les acides gras indispensables à sa cicatrisation.

Mon conseil

Prendre :
Bioptimum Peau ®, 2 comprimés par jour,
ou ***Léro Procutane ®,*** 1 capsule par jour, avec applications locales de
Pommade Castor equi
ou ***Bépanthène pommade ®.***

CRISTALLIN

Lentille biconvexe située en arrière de la pupille dont l'oxydation mène à la cataracte. L'exposition au soleil prend une large part de responsabilité dans sa survenue ; les lésions se cumulant au fil des années, il est donc conseillé de se protéger les yeux dès le plus jeune âge. Les vitamines antioxydantes comme la vitamine C, la vitamine E et le bêta-carotène retardent l'apparition de la cataracte.

D (vitamine D)

Les principales sources alimentaires

- Huile de foie de morue : 3 400 **UI** (voir ce terme) pour 100 g ;
- hareng cru : 900 UI pour 100 g ;
- saumon : 500 UI pour 100 g ;
- sardines en boîte : 300 UI pour 100 g ;
- thon : 230 UI pour 100 g ;
- jaune d'œuf : 2 à 12 UI pour 100 g ;
- foie : 0,2 à 2,5 UI pour 100 g ;
- beurre : 0,3 à 2,5 UI pour 100 g.

Quels sont les besoins ?

800 UI par jour chez le nourrisson et l'enfant, 400 UI par jour chez la femme enceinte.

Pourquoi en prendre ?

Vitamine antirachitisme par excellence, la vitamine D intervient dans le métabolisme du calcium en entraînant la fabrication par les cellules d'une protéine de transport du calcium. Elle améliore l'**absorption** (voir ce terme) intestinale du calcium et sa fixation sur l'os.
Outre cette action principale, qui a permis sa découverte, on lui trouve petit à petit d'autres rôles, et non des moindres, dans nos défenses immunitaires et dans la prolifération et la différenciation cellulaires, opérations fondamentales qui peuvent être perturbées dans la maladie cancéreuse.
La majeure partie (2/3) de notre vitamine D est fabriquée par la peau sous l'effet des rayons ultraviolets. Le reste est apporté par l'alimentation. Malgré tout, il reste de nombreux cas où cette vitamine n'est pas en quantité suffisante : défaut d'ensoleillement, personnes âgées.

Qui doit en prendre ?

- Les nourrissons : 1 500 à 2 000 UI par jour :
- les jeunes enfants : à partir de 18 mois (1 ampoule tous les 2 à 3 mois) ***Zyma-D2*** ® (80 000 à 100 000 UI) ;
- les femmes enceintes : (1 ampoule de 80 000 à 100 000 UI) au 6e mois de grossesse, à répéter pendant l'allaitement ;
- les personnes âgées : soit associée au calcium, soit isolément en cas d'apport calcique suffisant et alors à raison de 1 ampoule d'***Uvedose*** ®, à 100 000 UI tous les 3 mois.

DÉFICIT EN MICRONUTRIMENTS

Statut insuffisant en vitamines ou en minéraux pour assurer le fonctionnement idéal des réactions que ces éléments gouvernent. Quand le déficit s'installe et s'aggrave, on assiste alors à une **carence** (voir ce terme).

DÉMENCE ⚠

Les troubles démentiels de la personne âgée sont parfois liés à un déficit en vitamines B6, B9, B12, le traitement ayant d'autant plus de chances d'être efficace qu'il est appliqué le plus tôt possible.
Il faut donc y penser et, avant d'avoir pu consulter un spécialiste de ce type de pathologie, débuter un traitement par ces vitamines à dose pharmacologique, même en présence de taux sanguins normaux (car ils ne reflètent en réalité que très mal ce qui se passe au niveau du cerveau).
En plus des traitements classiques prescrits, et en accord avec votre médecin généraliste, prendre :
B12 Gerda injectable ®, 1 ampoule par jour pendant 10 jours, puis 1 ampoule par semaine pendant 3 mois,
Speciafoldine ®, 3 comprimés par jour, et
B Chabre ®, 4 comprimés par jour.

DÉPRESSION ⚠

Quand on regarde de près, on s'aperçoit que toutes les conditions sont réunies actuellement pour expliquer l'augmentation considérable du nombre de cas d'états dépressifs à laquelle nous assistons depuis ces dernières années :

- déficits en vitamines B fréquents, et encore plus chez les femmes que chez les hommes ;
- déficits magnésiens entretenus et majorés par le stress, les problèmes professionnels (perte d'emploi, non-reconnaissance du travail fourni, sous-emploi, surcharge de travail liée au manque d'effectifs, mutations intempestives, conflits avec la hiérarchie, harcèlement, etc.) et les problèmes familiaux (conflits, séparations, maladies).

C'est dire si les raisons d'être stressé sont nombreuses, sans parler de toutes les catastrophes du monde entier qui nous jaillissent devant les yeux dès qu'on allume la télé !
Face à toutes ces agressions, chacun réagit en fonction de ses capacités à gérer les stress, en fonction de la prise en charge nutritionnelle et des diverses techniques de gestion du stress. Vous avez besoin de plus en plus de stimulants pour avancer (plus de cafés ou de cigarettes pour décoller le matin) et, un jour, sans que l'on comprenne pourquoi, cela survient à ce moment-là, le cerveau se met en roue

libre et ne fabrique plus assez de substances stimulantes pour vous permettre d'aller de l'avant. Alors s'installent de façon durable et invalidante : fatigue physique, intellectuelle et sexuelle, perte de la capacité à distinguer les couleurs, pertes de mémoire, perte des pôles d'intérêt et des capacités à se concentrer... C'est la dépression, moment très difficile à passer pour soi et pour son entourage !

Prise en charge de la dépression par la nutrithérapie

À côté des traitements antidépresseurs classiques prescrits par votre médecin traitant et d'un suivi médical indispensable qui vont vous permettre de tenir le coup, il existe des mesures à prendre sur le plan nutritionnel qui, sans remplacer les traitements classiques, n'en sont pas moins importantes, car elles apportent au cerveau, dont les sécrétions sont arrêtées, les éléments nécessaires pour sa remise en route.

Mon conseil

Prendre :
Bioptimum Mémoire **®,** 2 comprimés par jour, et
Arcalion **®,** 3 comprimés par jour, et, pour améliorer la neurotransmission,
Rubozinc **®,** 2 gélules par jour,
Eltéans **®,** 3 capsules par jour, et
Cognito Senior **®,** 1 comprimé par jour.

DHA (acide docosahéxaénoïque)

Acide gras polyinsaturé de la série oméga 3 fabriqué par l'organisme à partir de l'acide alpha-linolénique et apporté par l'alimentation dans les poissons gras. Très souple, il est particulièrement utile à la fluidité des membranes des cellules, et en particulier celles des neurones.

DHEA

La DHEA est soumise à la prescription médicale et délivrée sous forme de préparation magistrale.
La déhydroépiandrostérone est une hormone fabriquée par la glande surrénale et qui donne naissance à la testostérone et aux œstrogènes. Elle possède en plus des effets propres, indépendants de ces hormones.
La baisse de la DHEA au fil des années et la corrélation entre des taux anormalement bas et certaines pathologies liées à l'âge ont conduit les chercheurs à proposer une supplémentation, comme on le fait pour toute autre hormone qui vient à manquer (hormone thyroïdienne, œstrogènes, cortisol, etc.).
Il faut garder certains faits à l'esprit :
• Chacun est différent et va réagir de façon différente à ce traitement (comme d'ailleurs à tout traitement, c'est pourquoi la liste des effets secondaires est si longue quand on prend des médicaments) en fonction de son système enzymatique propre, et cela explique les réactions observées : miraculeuses pour certains, bonnes pour d'autres, sans effet pour d'autres encore. Certaines personnes vont former plus que d'autres des œstrogènes ou de la testostérone à la suite de la prise de DHEA. Il pourra donc y avoir soit des signes d'hyperœstrogénie avec tension mammaire pénible, soit des signes d'hyperandrogénie, avec pousse de poils,

acné, voire chute des cheveux : l'arrêt de la prise de DHEA stoppe ces effets indésirables.

• La DHEA est fabriquée à partir de la prégnénolone (elle-même fabriquée à partir du cholestérol, d'où l'intérêt de ne pas faire trop baisser le cholestérol), dont la synthèse a lieu à l'intérieur des mitochondries. Sa fabrication va donc dépendre directement de l'état de fonctionnement de ces dernières. Il est donc normal que les choses aillent de plus en plus mal avec l'âge, d'où l'intérêt de s'attaquer à l'oxydation le plus tôt possible, avec des antioxydants et d'améliorer le fonctionnement des membranes des mitochondries par un apport d'acides gras polyinsaturés.

• Si ce traitement peut vous apporter un plus, il faut le faire de façon correcte, sous surveillance médicale, et ne pas le considérer comme une simple gélule de vitamines que l'on avale pour être en forme ou pour préparer sa peau au soleil, comme je l'ai vu faire ! D'ailleurs, ce type de comportement justifie à lui seul les réticences officielles à la vente libre de la DHEA.

Donc pas de diabolisation, mais pas d'enthousiasme excessif non plus. La DHEA n'est qu'une arme de plus dans la lutte contre les méfaits du vieillissement, mais certainement pas la seule, et il faut l'utiliser sous surveillance médicale !

DIABÈTE ⚠

Trouble de l'utilisation du sucre. Il peut être « insulinodépendant », lié à un défaut de sécrétion de l'insuline (souvent chez le sujet jeune) ou « non insulinodépendant », par résistance des cellules à l'action de l'insuline. Favorisé par la tendance au surpoids, le nombre de cas de diabètes est en augmentation constante.

On peut réellement parler d'épidémie dans le cas du diabète non insulinodépendant : on observe un nouveau cas diagnostiqué toutes les 40 secondes dans le monde, il y a 2 millions de diabétiques en France. Le nombre de personnes touchées a doublé dans les 10 dernières années, et selon l'OMS cela va continuer à progresser.

Les causes

• Notre mode de vie, et en particulier notre alimentation (trop grasse et trop sucrée) ;

• l'insuffisance d'exercice, qui favorise l'obésité ;

• le vieillissement de la population, qui favorise les pathologies dégénératives, et en particulier celles qui sont liées à un accroissement du **stress oxydatif** (voir ce terme).

Les conséquences

3 diabétiques sur 4 meurent de maladies cardio-vasculaires, et parmi les autres complications les plus fréquentes on rencontre :

• des complications oculaires avec risque de cécité ;

• des complications rénales pouvant conduire à la dialyse ;

• des complications neurologiques qui, ajoutées aux problèmes artériels, induisent une diminution du flux sanguin dans les membres, des pertes de sensation dans les pieds, des ulcères des jambes, et finalement des amputations.

Ces rappels sont destinés à faire adhérer à leur traitement les gens chez qui on a découvert un taux de sucre dans le sang supérieur à 1,40 g par l à jeun et qui ne réalisent pas toujours l'importance d'un traitement bien suivi et d'une bonne surveillance, aujourd'hui simplifiée par les lecteurs de glycémie que tout diabétique, même non insulinodépendant, doit avoir chez lui.

Comment faire pour éviter ça ?

Avant tout, on peut agir sur deux plans. D'une part, maintenir une activité physique régulière sans excès, au moins 3 fois par semaine. Aller travailler à pied, monter les escaliers sans ascenseur : autant de petits efforts qui peuvent vous faire sourire mais qui, ajoutés les uns aux autres, vont contribuer à faire baisser votre taux de sucre, à lutter contre la prise de poids et à rendre vos cellules plus sensibles à l'insuline (hormone qui permet de faire pénétrer le sucre à l'intérieur des cellules pour y être brûlé et transformé en énergie ou stocké sous forme de graisses si vous en apportez trop).

D'autre part, limiter ses apports en graisses et en sucre et augmenter les apports en fibres. En pratique, cela veut dire qu'il faut :

- réduire le plus possible les apports en aliments céréaliers blancs et raffinés et qu'il faut leur préférer des aliments complets ;
- réduire l'apport en sucre, en particulier si vous buvez plusieurs cafés par jour et qu'à chaque fois vous mettez un morceau de sucre ;
- augmenter la ration de fruits et de légumes (qui contiennent des fibres) ;
- se limiter à la consommation de fromage une fois par semaine (préférez les yaourts le reste de la semaine) ;
- réduire les charcuteries trop grasses et surtout les fritures.

Une fois le diabète installé, il faut en priorité arriver à perdre du poids, ce qui parfois suffit à restaurer un taux de sucre normal. Il faut aussi savoir que cet excès de sucre entraîne en permanence des dégâts dans votre corps, qu'il oxyde vos graisses, vos protéines, vos enzymes, et que, très rapidement, votre capacité à limiter ces dégâts va être débordée, submergée. C'est alors la porte ouverte aux complications, même sous traitement classique.

On sait, à l'heure actuelle, très précisément où sont produits les radicaux libres dans le cas d'un afflux anormal de sucre : dans la membrane interne de la mitochondrie. On sait également quel radical libre est plus particulièrement produit, c'est le radical superoxyde, qu'il faudra neutraliser en complément des traitements classiques du diabète. Pour lutter contre ce stress oxydatif énorme, des substances existent appelées antioxydantes. Parmi ces substances, on trouve des enzymes antioxydantes, comme la superoxyde dismutase (SOD), des vitamines (C, E et bêta-carotène), des minéraux (sélénium) et d'autres substances fort intéressantes, comme l'acide lipoïque, le coenzyme Q10, le glutathion, la carnosine, le zinc, le chrome, les vitamines du groupe B (B8, B1, B6). Toutes ces substances sont à connaître, car elles contribuent toutes à faire reculer la survenue des complications du diabète.

Mon conseil

En complément des traitements classiques prescrits par le médecin traitant, prendre un cocktail antioxydant tel que :

***Bioptimum ARL*®,** 2 comprimés par jour,
ou ***Anti-Ox*®,** 1 comprimé par jour,
complété idéalement par
du zinc :
***Rubozinc*®,** 2 gélules par jour,
du magnésium :
***Bioptimum Stress*®,** 4 comprimés par jour (20 mg),
de la vitamine B8 :
***Biotine*®,** 5 mg par jour,
de la N-acétylcystéine : 1000 mg par jour,
du chrome (200 µg par jour) :
***Chromasvelt*®,** 1 comprimé par jour.

Enfin, outre les recommandations alimentaires que l'on vous donnera, il faudra prendre garde au mode de cuisson de vos aliments : en effet, si vous suivez les conseils préconisant de consommer des acides gras essentiels sous forme d'huiles végétales et de poissons gras, vous risquez, en les cuisant en même temps que les protéines et que les glucides, de réaliser des agglomérats de ces différents nutriments, appelés produits terminaux de **glycation** (voir ce terme), ce qui a pour effet d'entraîner une inflammation de vos artères, et donc de favoriser les complications. En effet, à la suite de la cuisson, il peut se passer la même chose que dans vos cellules quand les radicaux libres cassent les sucres des graisses et des protéines, qui ensuite se soudent ensemble et viennent encombrer vos cellules, accélérant ainsi leur vieillissement. Il faut donc éviter de chauffer les huiles riches en acides gras polyinsaturés (voir **acides gras**) et préférer les marinades de poissons gras à leur cuisson à haute température.

DIURÉTIQUE

Se dit d'un médicament, d'une substance ou d'un aliment qui favorisent la fonction d'élimination du rein avec fuite conjointe de minéraux.

DMLA (dégénérescence maculaire liée à l'âge)

Première cause de mal-voyance en France, la DMLA touche plus de 1 million de personnes et tous les efforts doivent être mis en œuvre pour la dépister le plus tôt possible et la prévenir autant que faire se peut. Les dernières découvertes concernant cette affection ont montré le rôle du **stress oxydatif** (voir ce terme) et la prévention possible par les antioxydants. À ces agressions oxydatives participent les rayons du soleil, le tabac (qui multiplie par 5 le risque de survenue d'une **DMLA,** (voir ce terme), les polluants des aliments et de l'atmosphère (métaux lourds), mais aussi les aliments consommés en excès, comme les sucres (glucose et lactose), qui favorisent la survenue de la cataracte en attirant l'eau dans le cristallin (ce qui le fait craquer) ou qui se retrouvent oxydés dans les dépôts de la DMLA.

Mes conseils

Prendre des suppléments protecteurs : si l'on suit les recommandations de l'AREDS (Age Related Eye Disease Study), publiée en 2001, il faut du bêta-carotène, des vitamines C et E, ainsi que du sélénium, que l'on retrouve dans :
***Nutrof*®,** 6 capsules par jour,
ou ***Bioptimum Senior*®**

et ***Bioptimum ARL*®,** 2 comprimés par jour,
à compléter par 400 mg de vitamine E : ***Dermorelle*®,** 2 capsules par jour.

Voir aussi **Vue.**

DYSMÉNORRHÉES

La survenue de règles douloureuses, quelle qu'en soit la cause, peut bénéficier de certains nutriments visant à réduire les phénomènes inflammatoires. Elle ne dispense pas de la recherche d'une cause locale éventuelle et de la consultation chez votre gynécologue.

Prise en charge par la nutrithérapie

Les douleurs de règles répondent en général assez bien à un traitement préventif associant :
***Bioptimum Peau*®,** (huile d'onagre), 2 comprimés par jour,
ou ***Onégyl*®,** 2 capsules par jour,
***Spasmag*®** (magnésium), 4 gélules par jour,
ou ***Mag 2*®,** 3 comprimés par jour, et
***B12 Gerda*®** (vitamine B12), 1 comprimé sous la langue 2 fois par semaine.

E (vitamine E)

C'est la vitamine antioxydante des graisses par excellence.

Les principales sources alimentaires

Dans la nature, elle protège les graisses de l'oxydation. On va donc la retrouver dans les ingrédients suivants (en mg pour 100 g) :

- l'huile de germe de blé (160),
- le germe de blé (149),
- l'huile de noix (63),
- l'huile de tournesol (60),
- l'huile de colza (30),
- l'huile d'olive (10),
- le foie de morue (22),
- les margarines (15 à 40),
- le beurre (2),
- les céréales (77),
- les amandes (45),
- les abricots secs (6).

Quels sont les besoins ?

Ils sont difficiles à établir et sont certainement plus importants que ceux préconisés à l'heure actuelle. En effet, ils ne tiennent pas compte des notions de **stress oxydatif** (voir ce terme) et des besoins pour la prévention des pathologies cardio-vasculaires, des cancers, de la dégénérescence du cerveau, de l'œil et des différents niveaux de pollution auxquels nous sommes exposés.
Les apports quotidiens recommandés sont de 10 mg par jour et pratiquement 100 % de la population ne les reçoivent pas. Il est donc nécessaire d'absorber au moins ces 10 mg quotidiens et il est certainement préférable de s'acheminer vers 100 à 400 mg en fonction des besoins de prévention, en sachant que des doses de 800 mg par jour sont totalement dépourvues de risque.

Pourquoi en prendre ?

La vitamine E est celle qui protège toutes les graisses de l'oxydation, que ce soient les graisses qui circulent dans nos artères (et parfois s'y installent pour les boucher lorsqu'elles sont oxydées) ou les graisses qui composent les membranes des cellules. Cela concerne toutes les cellules, comme les globules rouges, dont la souplesse et la déformabilité dépendent de l'état de leurs membranes et sont essentielles pour arriver à passer dans des petits

capillaires dont le diamètre est inférieur au leur. Cela concerne aussi les membranes de toutes les cellules, y compris les membranes internes, celles du noyau qui contient nos gènes, celles des mitochondries, où est produite l'énergie, celles où sont assemblées les protéines, etc.
Il aura fallu attendre 1968 pour que la vitamine E soit reconnue comme essentielle pour l'homme, mais c'est heureusement chose faite.

Qui devrait en prendre ?

Les prématurés, les femmes sous pilule contraceptive, les sportifs, les fumeurs, les personnes âgées et celles qui consomment beaucoup de boissons alcoolisées, les personnes exposées à la pollution. Certaines maladies ou certains malades devraient être l'objet de supplémentation en vitamine E : la mucoviscidose, le diabète, les cardiaques, les maladies inflammatoires et auto-immunes, les transplantés, lors de traitements chimio-radiothérapiques, lors de thromboses et de cirrhose, et enfin lors des problèmes de fertilité chez l'homme comme chez la femme, et en prévention des cancers.

Comment en prendre et sous quelle forme ?

Il apparaît réellement important que cette vitamine soit d'origine naturelle (seule forme bien utilisée par l'organisme), la forme synthétique étant composée d'un mélange de 8 fractions différentes dont une seule correspond à la vitamine naturelle.
Cela dit, et compte tenu des difficultés rencontrées pour se procurer de la vitamine E naturelle, il vaut mieux prendre de la vitamine E de synthèse que pas de vitamine E du tout !
Autre complication, les doses inscrites sur les boîtes sont parfois en mg, parfois en **UI** (unités internationales, voir ce terme) :
• si vous prenez de la vitamine E naturelle, 1 mg de vitamine E naturelle = 1,49 UI ;
• si vous prenez de la vitamine E de synthèse, 1 mg de vitamine E de synthèse = 1 UI.

Seule ou associée ?

Comme vous n'avez pas la possibilité de faire un bilan évaluant le niveau d'oxydation de votre organisme, il vaut mieux prendre aussi les antioxydants suivants en association : sélénium, vitamine C, caroténoïdes, coenzyme Q10, afin qu'ils puissent se régénérer mutuellement au fur et à mesure de leur utilisation.

Mon conseil

Tout va dépendre des circonstances et, si en médecine cardio-vasculaire on sera amené à prendre de fortes doses, le plus souvent, en prévention, on se contentera des apports quotidiens, à savoir 10 mg par jour.
Dans les **compléments alimentaires** (voir ce terme), elle est associée le plus souvent à des acides gras polyinsaturés.
Prendre :
***Bioptimum ARL*®,** 2 comprimés par jour, ou ***Actypral*®,** 1 gélule par jour,
***Bioptimum Senior*®,** 2 comprimés par jour,
***Bio-Sélénium*®,** 3 capsules par jour,
***Synerbiol*®,** 1 capsule par jour, et
***Actymine*®,** 1 capsule par jour.
Sous forme synthétique, on trouve la vitamine E dosée à 200 mg :
***Dermorelle*®,**
ou à 500 mg : ***Toco 500*®** ou ***Tocopa*®,** 1 capsule par jour.

EAUX MINÉRALES

Source de vie, l'eau représente 65 % du poids du corps. Son renouvellement est constant, mais l'eau éliminée n'est pas celle qui vient d'être bue : la moitié de l'eau que vous buvez va s'éliminer en 10 jours. Vos besoins d'apport sont de 2,5 l par jour, 1 litre provenant des aliments et 1,5 litre de vos boissons. Beaucoup de femmes vues en consultation sont très en dessous de ces apports !

Quelle eau minérale choisir ?

D'une part, l'eau minérale a l'avantage d'être pure, c'est-à-dire, à la différence de l'eau du robinet, de ne plus contenir les résidus qui ont servi à la filtrer. D'autre part, elle a l'avantage de permettre de connaître sa minéralisation précise : à titre indicatif, voici les différentes minéralisations des eaux les plus couramment rencontrées (les chiffres sont exprimés en mg par litre) :

	Calcium	Magnésium	Sodium	Potassium	Nitrates	Bicarbonates	Fluor	Silice
Quézac	241	95	255	49,7	<1	1685	2,1	
Vichy Célestins	103	10	1172	66		2989	5	
Vernière	190	72	154	49		1170	<1	
Vichy St-Yorre	90	11	1708	132		4368	9	
Hépar	555	110	14		3,9	403		
Courmayeur	517	67	1	2	<2	168	<1	
Contrex	486	84	9,1	3,2	2,7	403		
Talians	596	77	2	2	0,5	290	0,35	
Vittel	202	43	4,7		4,6			
Évian	78	24	5	1	3,8	357		13,5
Volvic	11,5	8	11,6	6,2	6,3	71		31,7
Montroucous	1,2	0,2	2,8	0,2	2,3	4,9		
Badoit	190	85	150	10		1300		3 5
Arvie	170	92	650	130		2195	0,9	
Salvetat	253	11	7	3	<1	820		7 2

ECZÉMA

Il s'agit d'une maladie inflammatoire chronique survenant chez un sujet qui a hérité des gènes du terrain atopique, et qui nécessite le plus souvent une consultation médicale. Elle se manifeste dans l'enfance et perdure parfois à l'âge adulte sous forme de poussées récurrentes, avec souvent démangeaisons, nervosité et insomnie. Les enfants qui possèdent ce type de terrain ont malheureusement au niveau de leurs cellules un enzyme qui fonctionne au ralenti. Cet enzyme qui fait défaut permet la transformation des acides gras en graisse souple qui hydrate la peau. Il est donc impératif d'apporter cet acide gras

par voie orale sous forme d'**huile de bourrache** (voir ce terme).
Tout apport d'acide gras polyinsaturé doit impérativement s'accompagner de la prise de vitamine E naturelle pour protéger les graisses de l'oxydation.
Par ailleurs, il existe fréquemment dans l'eczéma un déficit en zinc et en magnésium. Ils doivent être apportés en plus de l'alimentation et longtemps poursuivis, en particulier pour le zinc, dont l'absorption est très difficile.

Mon conseil

Prendre :
Bioptimum Peau ®, 2 comprimés par jour,
ou ***Léro Procutane ®,*** 1 capsule par jour,
ou, chez le tout-petit, ***Gamatol ®,*** 2 pipettes par jour, et
Magné-B6 ®, 4 comprimés par jour,
ou ***Uvimag B6 ®,*** 2 ampoules par jour,
ou, chez l'enfant, ***Magnespasmyl granulés ®,*** 2 cuillères-mesures par jour,
Oligogranul Zinc ®, 3 comprimés par jour, et
Dermorelle ®, 2 capsules par jour.
Je vous recommande également de consulter un médecin homéopathe, tant les résultats sur ce type de pathologie sont positifs.

ÉDULCORANTS

En réponse à la tendance au surpoids des populations, les industriels de l'alimentaire ont produit des substances qui ont le goût du sucre, un pouvoir sucrant très supérieur (d'où leur petite taille) et un prix également très supérieur ! Ils ont tous une toxicité si l'on en consomme trop. Par exemple, l'aspartame ***(Candérel ®),*** mélange de phénylalanine et d'acide aspartique, peut conduire à une excitation chez les sujets sensibles. De toutes façons, les études réalisées sur l'animal ont montré que l'organisme compensait l'absence de sucre par une augmentation des apports de graisses.

ÉNERGIE

Notre corps est constitué de quelques dizaines de milliards de cellules (chacune ayant acquis au départ une spécialité), qui fonctionnent en bonne intelligence grâce à un réseau de communication qui ferait pâlir d'envie tous les opérateurs de téléphonie.
Ces cellules utilisent pour fonctionner une source d'énergie appelée ATP (adénosine triphosphate) qu'elles fabriquent en brûlant les nutriments apportés par l'alimentation au feu de l'oxygène apporté par la respiration.
Cette énergie, qui sert à la croissance cellulaire, au maintien d'une température à 37 ° C, à la réalisation des gestes de la vie quotidienne ou à faire fonctionner votre cerveau, vous ne pouvez pas la multiplier indéfiniment.
Quand les besoins en énergie augmentent dans un organe, pour une raison ou pour une autre, il va en manquer ailleurs. Par exemple, en cas de maladie infectieuse grave ou d'infections à répétition, la lutte contre l'infection prive l'enfant en pleine croissance de l'énergie nécessaire à cette croissance. De même, en cas de sport intensif, la croissance peut être ralentie parce qu'il n'y a pas assez d'énergie pour le sport et pour la croissance. La femme

pratiquant un sport intensif peut voir un arrêt des règles, l'organisme jugeant insuffisantes les réserves énergétiques pour assurer une grossesse.
Pour fabriquer cette source d'énergie cellulaire (ATP), vous allez donc utiliser les sucres (en priorité, car c'est moins fatigant pour l'organisme), puis les graisses de l'alimentation, en leur faisant subir une suite d'opérations chimiques. Qui dit opération chimique dit **enzyme,** pour accélérer la réaction, et qui dit enzyme dit **coenzyme** (voir ces termes), pour permettre le fonctionnement des enzymes.
Les coenzymes intervenant dans la production d'énergie sont d'abord et avant tout le magnésium, dont les apports alimentaires sont souvent trop faibles (environ les 2/3 des besoins), ensuite les vitamines du groupe B, et en particulier la vitamine B1 (environ 80 % des personnes ont des apports inférieurs aux recommandations) et la vitamine C, surconsommée par le stress et par les infections, et dont il faut rapidement reconstituer les stocks pour rester en bonne santé.

ENGELURES

Lésions des extrémités des membres survenant au froid. Elles peuvent se compliquer de fissures, voire d'ulcérations.

Mon conseil

Prendre :
Bioptimum Peau ®, 2 comprimés par jour,
ou ***Léro Procutane ®,*** 1 capsule par jour,
ou ***Actymine ®,*** 1 capsule par jour, et en application locale :
Homéoplasmine ® et
Bépanthène pommade ®.
Vous pourrez également vous aider de la prise de médicaments homéopathiques :
Agaricus muscarius 5 CH,
Petroleum 5 CH,
Pulsatilla 5 CH,
Arnica 5 CH, à raison de 5 granules 2 fois par jour jusqu'à guérison.

ENZYME

Protéine qui facilite les réactions chimiques de l'organisme. Elle a besoin de la présence de coenzymes (vitamines et minéraux) pour être activée elle-même.

EPA (acide eïcosapentaénoïque)

Acide gras polyinsaturé de la série oméga 3, apporté comme le DHA par les poissons gras. Il joue un rôle de précurseur des prostaglandines, qui ont un rôle anti-inflammatoire, vasodilatateur et fluidifiant. Il permet en outre de diminuer le taux de triglycérides dans le sang. Ces propriétés lui confèrent un rôle protecteur pour le cœur et les vaisseaux.

ÉPICES

Leur capacité à s'opposer à l'oxydation des graisses dépend de la dose à laquelle vous les absorbez, avec par ordre d'efficacité décroissante : le clou de girofle, la cannelle, le poivre, le gingembre, l'ail, la menthe et l'oignon. Il faut émettre une petite réserve concernant le poivre, qui irrite l'intestin et qu'il faut donc consommer avec parcimonie. Vous pouvez en revanche user et abuser sans retenue des autres épices.

EXAMENS SCOLAIRES

Voir **Mémoire.**

EXERCICE PHYSIQUE

Voir **Sport.**

• F • G • H • I •
• J • K • L •

FATIGUE

Motif de plus en plus fréquent de consultation, la fatigue signifie que vous n'avez pas la capacité à produire l'énergie suffisante pour faire face aux besoins de tous les jours. Comme il ne s'agit pas d'un manque de « carburant » (puisque vous apportez assez de calories par l'alimentation), c'est donc qu'il vous manque les outils pour « brûler ce carburant ». Ces outils sont les vitamines et les minéraux qui permettent à l'usine de fabrication d'énergie qu'est la mitochondrie de fonctionner à plein rendement.

Pourquoi est-il important, non seulement de répondre à cette fatigue, mais en plus que cette réponse soit bien adaptée ?

C'est parce que l'énergie qui fait défaut sert bien sûr à vous permettre d'aller de l'avant, mais sert aussi à lutter contre les infections, contre le stress, contre les polluants, à réparer les dégâts subis tous les jours par nos gènes, et enfin au renouvellement de nos cellules : vous fabriquez par exemple chaque jour 50 millions de nouvelles cellules au niveau de votre peau, et cela consomme de l'énergie !

Prise en charge de la fatigue par la nutrithérapie

Une fois éliminée l'hypothèse d'un manque de fer chez la femme réglée et chez l'enfant en bas âge ou en croissance rapide, il faut corriger les déficits en micronutriments impliqués dans la fatigue.

Le magnésium

Il intervient à pratiquement tous les stades de la fabrication de l'énergie jusqu'au fonctionnement des mitochondries qui fabriquent l'**ATP** (voir ce terme), carburant énergétique de nos cellules. Il améliore l'adaptation du cœur à l'effort, diminue les crampes et permet d'évacuer l'acide lactique accumulé pendant l'effort. Il est nécessaire à l'activation des vitamines du groupe B (elles-mêmes nécessaires à la production d'énergie). Il n'est pas fourni en quantité suffisante par notre alimentation (à peu près 2/3 des besoins sont couverts), et nous en perdons en quantité dans les urines à chaque stress.

Les vitamines du groupe B (B1, B2, B3, B5, B8)

La vitamine B1 est la plus importante, car elle est indispensable pour l'utilisation du sucre comme carburant. Les besoins en vitamine B1 sont directement dépendants de la quantité de sucres présents dans l'alimentation. Il faut donc optimiser ses apports si l'on est plutôt porté sur les « douceurs ».

La vitamine C

Elle est capable de restaurer les capacités à l'effort, d'augmenter l'efficacité du muscle et de diminuer la fréquence cardiaque à l'effort. En outre, elle participe aussi à l'adaptation au stress, à la lutte contre les infections et contre les polluants, et elle a un effet préventif sur l'oxydation et le vieillissement en général.

Vous comprendrez donc qu'il est plus que nécessaire de répondre de façon cohérente à la baisse d'énergie en apportant ces divers éléments en association, et ce de façon suffisamment prolongée pour remonter votre organisme à un niveau de fonctionnement optimal.

À côté de cette réponse de base à mettre en œuvre systématiquement, d'autres substances existent pour vous aider à remonter la pente : le ginseng, qui est un excel-

lent remontant, parfois associé à de la gelée royale, et l'arginine, qui est un acide aminé utilisé pour fournir de l'énergie. Si la fatigue persiste, il ne faut pas hésiter à consulter votre médecin pour éliminer l'hypothèse d'une maladie qui serait à l'origine de cette fatigue et faire un bilan sanguin plus poussé, incluant l'évaluation du niveau de fabrication de vos hormones. Il faut aussi penser à la dépression, même chez l'enfant, qui subit, comme l'adulte, les rythmes stressants, les excès d'activité et le manque de sommeil.
Enfin, si la fatigue persiste sans explication, il faut penser également au **syndrome d'hypersensibilité chimique** (voir ce terme) lié à ce que vous respirez dans votre environnement, à la maison ou sur votre lieu de travail.

Mon conseil

Prendre des compléments riches en vitamines et minéraux pour l'équilibre de base. En fonction de l'utilisateur :
Bioptimum Homme ®
ou ***Bioptimum Femme ®***
ou ***Bioptimum Junior ®***
ou ***Bioptimum Senior ®,*** 2 comprimés par jour,
Magné-B6 ®, 4 comprimés par jour,
Bio-Sélénium ®, 2 capsules par jour,
Berocca ®, 1 comprimé par jour, et
Bio-Ginstrax ®, 2 comprimés par jour,
ou ***Ginzinc ®*** 2 comprimés par jour.

FEMME

La femme est pour le nutrithérapeute une interlocutrice privilégiée, tant ses rapports avec la nutrition sont particuliers. En effet, d'une part la femme a des apports nutritionnels restreints, qui ne lui permettent en aucune façon de couvrir les apports nutritionnels conseillés en vitamines et minéraux, et d'autre part, encore plus que pour l'homme, son alimentation va influer sur ses sécrétions hormonales dès le plus jeune âge.
Les femmes qui, à l'adolescence, mangent beaucoup de graisses saturées (charcuteries, viandes grasses, fromages) vont favoriser la sécrétion des œstrogènes et réduire celle de la progestérone : cela pourra être une source d'inconfort pendant toute la vie génitale, mais aussi les prédisposer au cancer du sein. Et, à l'inverse, celles qui suivent un régime riche en fibres (fruits, légumes, céréales complètes) auront moins d'œstrogènes, et donc un risque de cancer moindre.
De plus, les œstrogènes favorisent le déficit en vitamine B6, qui module la fixation des œstrogènes sur leur récepteur. Le déficit en B6 freine, en outre, la fabrication de la sérotonine, neurotransmetteur sédatif qui permet de diminuer l'irritabilité et de mieux combattre le stress. Ainsi, dans les hyperœstrogénies, où le taux d'œstrogènes est déséquilibré par rapport à celui de la progestérone, il y a déficit en vitamine B6 et un état de nervosité bien connu se manifeste en deuxième partie de cycle.
Enfin, les œstrogènes combinés au stress vont faire fuir plus de magnésium dans les urines et vont favoriser la prise de poids par rétention d'eau. En effet, le magnésium fait fonctionner la pompe qui fait sortir le sel des cellules et rentrer le potassium. Davantage de sel dans les cellules, cela veut dire aussi d'avantage d'eau, donc rétention d'eau avec prise de poids et tension des seins.

La pilule contraceptive va retentir sur l'équilibre des nutriments en faisant diminuer les taux de zinc, de vitamine C, des vitamines du groupe B (B1, B2, B6, B9, B12), de magnésium, de vitamine E et de bêta-carotène. Le traitement hormonal de la ménopause fait de même. C'est dire si la femme a intérêt à optimiser son stock minéralo-vitaminique de façon régulière.

Voilà quels sont les apports actuels d'une Française qui consomme en moyenne 1 736 calories par jour :

Apports	Quotidiens	Recommandés
Fer	9,55 mg	18 mg
Magnésium	225 mg	330 mg
Zinc	8,68 mg	12 mg
Vitamine B1	0,87 mg	1,3 mg
Vitamine B6	1,39 mg	2 mg
Vitamine B9	347 µg	300 µg
Vitamine C	86,8 mg	80 mg
Vitamine E	5,21 mg	10 mg

FER

Quels sont les besoins ?

Les apports quotidiens recommandés sont de 15 mg par jour chez l'homme et de 18 mg par jour chez la femme. Il faut 2 884 calories chez l'homme et 3 272 calories chez la femme pour couvrir ces besoins (apports actuels : 2 200 à 2 300 chez l'homme, 1800 chez la femme).

La carence en fer touche essentiellement la femme et l'enfant en croissance rapide, car, pour manquer de fer, il faut soit saigner, soit avoir des besoins majorés par la croissance. Actuellement, 93 % des femmes ont des apports alimentaires en fer trop bas (enquête SU.VI.MAX), problème majoré par la baisse de consommation de viande rouge depuis « la crise de la vache folle », et 22,7 % des femmes ont une réelle carence en fer. L'homme et la femme après la ménopause n'ont pas besoin de supplémentation en fer.

Pourquoi en prendre ?

Après avoir franchi la cellule intestinale, le fer est pris en charge par une protéine, la transferrine, qui capte aussi le fer provenant de la destruction des globules rouges à la fin de leur vie (tous les 120 jours). Cette protéine, dont on peut mesurer le taux de saturation en fer, va le transporter vers les cellules qui fabriquent l'hémoglobine (en cas de besoin, chacune de ces cellules peut capter 1,2 million d'atomes de fer par minute, par exemple lors d'un saignement) et vers les organes qui peuvent stocker le fer (foie, rate, moelle osseuse). La femme possède environ 200 mg de réserve et l'homme 800 mg. Au sein de ces organes, le fer est essentiellement stocké sur une protéine, la ferritine, qu'il est important de doser.

Le fer joue un rôle très important dans la constitution de l'hémoglobine, et donc dans l'oxygénation des tissus et dans l'élimination du gaz carbonique : 80 à 90 % du fer absorbé servent à la synthèse de l'hémoglobine, qui sera transportée dans les globules rouges. Mais il intervient aussi dans le transport de l'hydrogène libéré lors de la combustion des aliments dans les mitochondries et sa présence dans ces organites peut également être à l'origine de la production des radicaux libres.

Ainsi, si vous manquez de fer, vous allez ressentir de la fatigue, et cela très longtemps avant que ne survienne une éventuelle anémie, fatigue physique, fatigue intellectuelle, coups de pompe, baisse des défenses immunitaires. Mais si vous avez trop de fer, vous allez augmenter le risque d'oxydation des tissus et accélérer les dégâts causés par les radicaux libres à vos cellules. Cet équilibre très délicat est encore totalement ignoré, on ne recherche devant une fatigue bien souvent qu'une anémie, sans doser la ferritine, qui doit se situer dans une fourchette assez étroite, de 30 à 100 µg par litre, avec une valeur idéale à 60 µg. À l'inverse, on se désintéresse totalement des excès de fer tant que ceux-ci n'entrent pas dans le cadre d'une surcharge massive des tissus (hémochromatose), malgré leurs conséquences.

Comment en prendre ?

Si vous manquez de fer, choisissez des aliments riches en fer : boudin, pigeon, viande rouge, foie, vin rouge.
Sachant que le fer des végétaux (lentilles, épinards, chocolat, fruits secs) est très mal absorbé, ajoutez de la vitamine C pour augmenter son absorption (persil, citron, orange).
Abstenez-vous de boire du thé et de prendre du pain complet au cours du même repas.
De la même manière, chez l'enfant, évitez d'associer une bouillie phosphatée à un apport de fer médicamenteux.

Attention

Le fer est utilisé par les microbes, les virus et les cellules cancéreuses pour proliférer. Aussi, quand vous prenez du fer, arrêtez-le en cas d'infection, et, si vous êtes atteint d'une maladie grave (sida, cancer), c'est à votre médecin de décider du bien-fondé de cette prise de fer.
Le fer et le zinc ne font pas bon ménage ! Abstenez-vous de prendre des compléments qui associent les deux, même si cela part d'une bonne intention, car une carence en zinc s'associe très souvent à une carence en fer. Il convient d'éloigner la prise de fer d'autres micronutriments. Le fer oxyde aussi la vitamine C quand ils sont présents dans le même comprimé, avec production de radicaux libres : évitez donc certains comprimés dans lesquels fer et vitamine C sont associés.

Mon conseil

Prendre :
Feromiel ®, 1 cuillère à café par jour,
ou ***Oligoforme Fer*** ®, 2 capsules par jour.

FERTILITÉ

Les problèmes de fertilité chez les couples sont en augmentation constante, et c'est souvent un chemin de croix pendant lequel l'équilibre psychologique du couple, et surtout celui de la femme, est mis à rude épreuve, de même que son foie et tout son corps, par les innombrables traitements qu'elle va subir.
Il faut savoir que l'homme a une part de responsabilité non négligeable dans ce problème et, sans remettre en cause tous ces traitements qui constituent sans nul doute un progrès, on sait que la fertilité est très étroitement liée aux apports micronutritionnels.

Chez l'homme

L'infertilité est associée à une baisse de la concentration de vitamine C, de zinc, de magnésium et de calcium dans le liquide séminal. La simple administration de vitamine C permet d'augmenter la mobilité, la viabilité et le nombre de spermatozoïdes.

Le tabac, qui entraîne une perte importante de vitamine C, est, en plus, une source d'anomalies des spermatozoïdes au niveau des gènes qui vont être transmis au bébé. La prise de vitamine C réduit le nombre de ces cassures de l'ADN.
80 % de la population ne reçoit pas les apports quotidiens recommandés en zinc et 60 % ne reçoit pas les apports quotidiens recommandés en magnésium. L'homme consomme 10,8 mg de zinc par jour (au lieu des 15 mg recommandés) et en perd 1 mg par éjaculat ; il consomme 282 mg de magnésium par jour (au lieu des 420 mg recommandés) et il en perd dans les urines à chaque stress.
En outre, le sélénium est, lui aussi, indispensable aux spermatozoïdes ; or, les apports actuels (environ 45 µg par jour) sont loin des apports idéaux (entre 100 µg et 200 µg par jour).
Pour finir, il faut savoir qu'à côté de ces déficits, que je vous invite à combler de façon systématique quand vous vivez ce type de situation, la constatation de problèmes identiques chez les animaux a permis de montrer que la pollution (pesticides) et l'apport dans notre alimentation de substances à effet mimant celui des hormones œstrogéniques (par exemple, certains composants des bouteilles en plastique passent dans l'huile qu'elles contiennent) avaient aussi une part de responsabilité dans la baisse de fécondité observée chez l'homme ces dernières années.

Chez la femme

En dehors des problèmes organiques, la première cause d'infertilité est la spasmophilie. Il n'est pas nécessaire d'avoir fait de grandes crises de tétanie pour avoir une tendance à la spasmophilie. Les apports moyens en magnésium chez la femme, en supposant qu'elle conserve tout ce qu'elle ingère (c'est-à-dire en dehors de tout stress), sont de 225 mg par jour, au lieu des 330 mg qui sont le minimum nécessaire.
Ensuite, n'oubliez pas que, pour faire un bébé, il faut que le compteur qui évalue l'énergie disponible soit sur « maximum », sinon il disjoncte et interdit toute grossesse. Il faut donc avant toute grossesse remonter la production d'énergie à son niveau optimal en apportant du fer bien sûr, si besoin, des vitamines C, E, des vitamines du groupe B, du magnésium, du zinc, du sélénium, des caroténoïdes et d'abondantes boissons riches en minéraux.
Enfin, n'hésitez pas à faire appel à une thérapeutique qui va traiter votre terrain dans son ensemble (par homéopathie par exemple). Une grossesse ne se résume pas à un spermatozoïde, à un ovule et à un utérus, mais bien à une femme dans sa globalité, qui doit être considérée dans son histoire complète, accompagnée et soutenue jusqu'au résultat espéré.

Mon conseil

Prendre :
***Bioptimum Stress* ®,** 4 comprimés par jour,
ou ***Léro DNV* ®,** 1 capsule par jour,
***Rubozinc* ®,** 2 gélules par jour,
***Granions* ® *de sélénium*,** 1 ampoule par jour, et
***Eltéans* ®,** 2 capsules par jour.

N'oubliez pas de « traiter » le père, en particulier s'il fume, avec :
***Bioptimum ARL*® ,** 2 comprimés par jour,
ou ***Superoxylase*® ,** 1 capsule par jour,
ou ***Antiox 200*® ,** 3 capsules par jour,
et ***Rubozinc*® ,** 2 gélules par jour,
ou ***Bio-Sélénium*® ,** 2 capsules par jour,
et de la vitamine C, 1 à 2 g par jour.

FIBRES

D'origine végétale, les fibres jouent un rôle important dans l'équilibre alimentaire et doivent faire partie de nos apports quotidiens.

Il existe des fibres solubles, qui vont servir de nourriture aux bactéries qui peuplent notre intestin, leur permettant de se développer. Elles vont entraîner la production de gaz sous l'action de ces bactéries, ce qui peut parfois se traduire par des ballonnements et des gaz gênants chez les colitiques. Dans ce cas, il faut malheureusement vous limiter aux fruits et aux légumes cuits. Pourtant, au cours de ces réactions qui se produisent à l'intérieur de l'intestin, sont fabriqués également de petits acides gras (dits à chaîne courte), qui sont importants, car source d'énergie pour les tissus et source de protection contre le cancer de l'intestin. En plus, ces fibres diminuent la vitesse à laquelle vous absorbez les sucres et réduisent l'absorption du cholestérol, deux effets particulièrement importants pour la santé.

Il existe également des fibres insolubles, qui ont surtout un rôle sur le transit, car elles se gonflent d'eau et augmentent donc le volume du bol fécal. Vous les trouvez dans les céréales complètes (son), dans les fruits (pectine), dans les légumes : choux (cellulose, lignine), poireaux, oignons, asperges, salsifis, artichauts (inuline). Il est important de diversifier les apports de fibres pour retrouver les effets particuliers à chacune. Si votre alimentation est constituée d'aliments raffinés (pain blanc, riz blanc, pâtes) et de protéines (viande, jambon, poisson, œuf), il est probable que vos apports en fibres se situent très en dessous des apports conseillés. Il faut en effet 30 à 40 g de fibres par jour, alors que notre ration actuelle se situe aux alentours de 10 à 20 g par jour, voire plus bas.

FLAVONOÏDES

Présents dans les fruits et dans les légumes, les flavonoïdes sont responsables de la pigmentation de la plupart des plantes en jaune, rouge ou bleu.

Pourquoi en prendre ?

Ce sont des substances intéressantes à plus d'un titre :

• ils ont un rôle antioxydant direct, en neutralisant les radicaux libres, ce qui permet de préserver de l'oxydation : les graisses (y compris celles qui circulent dans nos artères), les protéines et nos gènes ;

• ils ont un rôle de neutralisation du fer dans l'intestin. On connaît le risque potentiel de ce métal, qui peut favoriser la formation du radical hydroxyl, le plus destructeur des radicaux libres ;

• ils jouent un rôle sur la perméabilité des capillaires, permettant ainsi de réduire les saignements des muqueuses (gencives par exemple) et la tendance facile aux bleus ;

• ils ont une action anti-allergique, s'opposant à la libération des substances responsables des phénomènes allergiques (histamine, bradykinine, sérotonine) et à la synthèse des leucotriènes, substances formées lors des réactions allergiques. Cette action est complétée par un blocage de la synthèse des prostaglandines impliquées dans les phénomènes inflammatoires. Ils agissent ainsi un peu de la même façon que l'aspirine, sans en avoir les effets secondaires sur l'estomac et, au contraire, favorisent même la cicatrisation des ulcères de l'estomac et du duodénum. Toujours sur le plan digestif, la protection qu'ils apportent aux muqueuses leur permet de s'opposer au passage à travers l'intestin de molécules trop grosses et responsables d'allergies alimentaires ;
• ils jouent un rôle contre la douleur et peuvent ainsi venir compléter l'action des antalgiques classiques ;
• ils jouent un rôle non négligeable dans la prévention de la survenue des cataractes, notamment chez les diabétiques ou les gros consommateurs de lait ;
• ils vont également permettre une cicatrisation plus rapide et de meilleure qualité ;
• enfin, les flavonoïdes jouent un rôle antiviral qui peut être utile dans la plupart des viroses, y compris l'herpès.

FLUOR

Le fluor ne se rencontre pas à l'état libre dans la nature. Il est présent dans les sols sous forme de fluorures et passe donc dans l'eau de boisson à des concentrations variables.

Les principales sources alimentaires

(exprimées en mg pour 100 g)

Sources végétales :

• pomme de terre : 2,7 à 7,
• salade : 5,6 à 6,7,
• pomme : 2,
• noix : 7,8,
• miel : 1,3,
• thé : 120 à 190,
• tomate : 1 à 2,4,
• choux : 1,2 à 3,
• carotte et épinard : 1 à 8.

Sources animales :

• saumon : 19,3,
• mouton : 3,5,
• bœuf : 1,2 à 2,
• porc : 0,8,
• beurre : 1,5,
• fromage : 1,6,
• œufs : 1,5 à 3,4.

Eaux minérales :

(parmi les plus fluorées) :
• Vichy St-Yorre ® : 8,5,
• Vichy Célestins ® : 5,4,
• Régina ® : 5,8,
• Vals ® : 2,2.

Quels sont les besoins ?

Les recommandations sont assez floues et, dans les précautions d'emploi, on déconseille d'absorber plus de 2 mg d'ions fluorés par jour.

Pourquoi en prendre ?

Le fluor permet d'éviter la survenue des caries dentaires et nous en constatons effectivement les effets bénéfiques depuis quelques années.

Y a-t-il des risques ?

Il peut, en excès, avoir des conséquences néfastes sur les dents, avec des dépôts blanchâtres, mais cela ne constitue que la

partie visible de l'iceberg. En effet, les os, le tissu de soutien (collagène) et le système immunitaire sont aussi touchés, et on soupçonne le fluor de générer des radicaux libres fluorés, dont l'incidence sur les maladies est difficile à évaluer avec précision mais que l'on implique, selon certaines études, dans la production de dégâts au niveau de l'ADN.
Les études comparatives réalisées aux États-Unis entre des villes où l'eau de boisson a été ou non fluorée ont permis de mettre en évidence un nombre plus important de cancers dans les villes après fluoration de l'eau.
Toujours est-il que le simple principe de précaution me semble, dans ce cas précis, s'imposer, faute d'études probantes prouvant l'innocuité du fluor. Quand vous ne connaissez pas la quantité de fluor apportée par vos aliments et par l'eau, l'abstention de toute prise supplémentaire de fluor me semble préférable.

FIBROMYALGIE ⚠

Sorte de spasmophilie dans laquelle les microcontractures musculaires tirent sur les tendons et sur leurs attaches osseuses, les enflamment et les endommagent. Elle entraîne une destruction des fibres musculaires et des douleurs des points d'attache des tendons et nécessite un suivi médical.

Mon conseil

En plus des traitements classiques prescrits par le médecin, prendre en complément :
des vitamines B à forte dose :
B Chabre ®, 4 comprimés par jour, et
B12 Gerda ®, 1 ampoule par jour sous la langue,
du magnésium :
Bioptimum Stress ®, 4 comprimés par jour,
ou ***D-Stress ®,*** 4 comprimés par jour,
ou ***Ergymag ®,*** 2 gélules par jour,
des antioxydants :
Bioptimum ARL ®, 2 comprimés par jour,
ou ***Clédist ®,*** 1 gélule par jour,
ou ***Léro Superoxylase ®,*** 1 capsule par jour.

GENCIVES

L'état de vos gencives dépend de votre hygiène bucco-dentaire, de votre état général, et en particulier de vos apports vitaminiques. Il ne faut surtout pas sous-estimer un saignement de vos gencives, car cela peut être un signe de parodontite, maladie des gencives extrêmement fréquente à partir de 45 ans et qui, sans prise en charge, peut évoluer vers une lésion de l'os et un déchaussement des dents.

Mon conseil

En plus des soins dentaires, vous pouvez prendre :
de la vitamine C, 1 g par jour à la fin des repas,
Dermorelle ® (vitamine E), 1 capsule de 200 mg par jour au cours des repas,
Speciafoldine ® (vitamine B9), 1 comprimé par jour,
A 313 ® (vitamine A), 1 capsule par semaine, et
Daflon ® 500 (flavonoïdes), 6 comprimés par jour.

GÈNES

Portés par les chromosomes, les gènes portent l'information du « schéma de montage » du corps entier et permettent à chaque cellule de fabriquer ses propres protéines en fonction des besoins du moment. Toutes les protéines que nos cellules fabriquent sont, en effet, construites en suivant un plan de montage qui est codé sous forme de gènes portés par une molécule appelée **ADN** (voir ce terme). L'ADN de chaque cellule porte le schéma de montage du corps tout entier, mais chaque cellule n'en utilise qu'une petite portion pour son usage personnel. Cela permet, lors d'un clonage, de prélever une cellule et de reconstituer un organisme entier en envoyant les signaux adéquats.

Ces gènes, qui constituent l'héritage familial, décident, par exemple, de la forme de notre nez, de la couleur de nos yeux et de toutes les caractéristiques que nous retrouvons dans la ressemblance avec nos parents, y compris le caractère. De même, on s'aperçoit que nos gènes déterminent également notre fragilité au stress, aux infections et parfois même aux maladies les plus graves.

Toutefois, ces gènes sont modulés par l'alimentation. Par exemple, l'alimentation de la mère pendant la grossesse, comme celle du nourrisson et du jeune enfant, pourrait modifier le risque de survenue à l'âge adulte de l'obésité, du diabète, de l'hypertension et des maladies cardiovasculaires. Cela a d'ailleurs donné naissance à la nutrigénétique, discipline qui se propose de déterminer les prédispositions aux maladies de certains sujets en fonction de leur alimentation, ce qui permettra de diriger les conseils nutritionnels de la façon la plus efficace possible. La thérapie génique permettra le remplacement des gènes défectueux.

GINGIVITE

Inflammation des **gencives** (voir ce terme).

GLA (acide gamma-linolénique)

Acide gras issu de l'acide linoléique. Présent en quantité appréciable dans l'**huile de bourrache** et d'**onagre** (voir ces termes), il joue un rôle important dans les défenses anti-infectieuses, dans la lutte contre l'inflammation et contre les allergies. Il assure la souplesse et l'hydratation de la peau.

GLUCIDES

Sucres qui peuvent être à digestion lente ou rapide. On les appelle donc sucres lents (riz) et sucres rapides (sucre alimentaire, pain blanc, miel).

GLUCOSE

Sucre qui entre dans la composition du miel, du sucre alimentaire, de l'amidon.

GLUTATHION

Tripeptide (groupe de 3 acides aminés) qui a un rôle de détoxifiant de nos cellules et d'antioxydant très important. Sa concentration est particulièrement importante au niveau du surfactant pulmonaire (fil liquidien qui tapisse nos alvéoles pulmonaires), permettant au poumon de se défendre contre les agresseurs (polluants, microbes). La cystéine qui participe à sa fabrication permet sous forme de N-acétylcystéine de remonter le taux de glutathion. Ce taux baisse régulièrement dans nos cellules à partir de 45 ans

GLUTEN

Mélange de deux protéines que l'on trouve dans le blé, l'orge et l'avoine, mais pas dans le maïs et la pomme de terre. L'intolérance au gluten, responsable de la maladie cœliaque, serait en fait beaucoup plus répandue qu'on ne le pense. Elle peut perturber les enfants sur le plan du comportement, sans signes digestifs obligatoires, et chez l'adulte, les formes avec quelques symptômes digestifs à type de colite chronique sont certainement nettement sous estimées.

GLYCATION

L'excès de sucre dans le sang tel qu'on le rencontre dans le diabète et chez les gros consommateurs de sucreries entraîne un accrochage de ces sucres sur des protéines : c'est le phénomène de glycation, responsable de nombreuses complications liées au diabète, et qui est aussi de plus en plus impliqué dans le vieillissement de nos cellules. C'est l'équivalent, au niveau des cellules, de ce que vous faites quand vous faites une crème brûlée : cette croûte brunâtre que vous obtenez résulte de l'agglomération de sucre et de protéines cassées, savoureux pour les papilles, mais pas idéal sur le plan de la santé… Ces sucres sont comme des poids accrochés aux enzymes qui ralentissent leur vitesse de fonctionnement, mais qui peuvent aussi s'accrocher à l'ADN et favoriser des mutations des gènes. D'une façon générale, les sucres ralentissent l'organisme tout entier, tant au niveau de la fabrication d'énergie qu'au niveau des défenses contre microbes et virus ou de la réparation des dégâts causés par les radicaux libres. La glycation est un facteur de vieillissement accéléré.

Pour lutter contre ce phénomène, il faut bien sûr réduire les apports sucrés (ceci est vrai pour tout le monde) et augmenter les apports en vitamine C (1 g par jour), en vitamine E (100 à 400 mg par jour), en magnésium et en vitamines B1, B2, B3, B8.

Réduire ses apports sucrés signifie renoncer au café sucré, au pain blanc, à la confiture, prendre des collations non sucrées dans la journée et manger des légumes en même temps que les féculents pour ralentir encore plus leur passage.

Enfin, l'éducation nutritionnelle dans l'enfance, en évitant de les habituer aux biberons d'eau sucrée ou avec des sirops, aux barres chocolatées, aux biscuits et aux desserts lactés sucrés, aux sodas et autres débauches de sucres, peut éviter des comportements d'adultes complètement accros aux sucreries.

GLYCÉMIE

C'est le taux de sucre dans le sang. À jeun, il est normalement de 0,70 à 1 gramme par litre. La baisse du taux de sucre, ou hypoglycémie, s'accompagne de signes bien connus : crampes d'estomac avec sensation de faim, de sueurs, de malaise, avec besoin de s'asseoir, signes qui

sont parfois remplacés par de l'agressivité, de la colère. Sur le moment, cela justifie un apport rapide de sucre, mais la prévention passe au contraire par la suppression de tous les sucres dits rapides.
L'augmentation du taux de glycémie, ou hyperglycémie, s'observe au cours du **diabète** (voir ce terme) et devient également plus fréquente en avançant en âge, du fait de la perte de sensibilité des cellules à l'insuline, hormone qui permet de faire rentrer le sucre dans les cellules.

GRIPPE

La grippe est une maladie infectieuse contagieuse due à un virus.
Une supplémentation en sélénium (100 µg), zinc (20 mg), vitamine C (120 mg) bêta-carotène (6 mg) et vitamine E (15 mg), augmente la réponse à la vaccination, diminue les cas d'infections respiratoires et devrait faire partie de toute stratégie de prévention.
En cas de grippe déclarée, en plus des traitements symptomatiques habituels, prendre :
de la vitamine C, 2 g par jour,
du zinc, 10 mg par jour, et
Granions ® de cuivre, 2 à 3 ampoules par jour.
Vous pourrez également utiliser des médicaments homéopathiques :
Oscillococcinum ®, 1 dose matin et soir pendant 4 jours ou en fonction des symptômes,
et aussi 5 granules répétés 3 ou 4 fois par jour de :
Aconitum napellus 9 CH, si la fièvre est immédiatement supérieure à 39 °C,
Rhus toxicodendron 9 CH, si la fièvre est élevée, progressive avec des courbatures et des douleurs articulaires,
Gelsemium sempervirens 9 CH, si la fièvre est très élevée avec prostration et abattement,
Eupatorium perfoliatum 9 CH, si la fièvre est très élevée avec des douleurs osseuses intenses.

GROSSESSE

S'il est une période de la vie où les besoins nutritionnels sont particulièrement augmentés, c'est bien pendant la conception d'un bébé !
Il faut savoir qu'une des fonctions du placenta est de concentrer les micronutriments au profit du fœtus, pour que celui-ci ne pâtisse pas des déficits de la maman, qui sont plus fréquents qu'on ne le pense. Or, pendant les 5 premières semaines qui suivent la conception, ce système ne fonctionne pas encore et le fœtus est nourri à partir de ce que contiennent les cellules de l'utérus. À cette période-là, il suffit d'un déficit, même minime, par exemple en vitamine B9 (acide folique), pour que puissent survenir des malformations du système nerveux. Quand on sait que les causes de déficit sont souvent cumulées chez une même femme (tabac, pilule contraceptive, régime pour arriver à la grossesse sans excès de poids), on comprend pourquoi il faut se battre pour une prise en charge plus élaborée des besoins des femmes enceintes.
De plus, la mise en évidence de déficits localisés à l'utérus, même quand les taux sanguins sont normaux, souligne encore davantage la nécessité d'une prise en charge micronutritionnelle de la mère dès le début de la grossesse, et si possible avant.

D'après les études réalisées en France et dans les autres pays d'Europe, on note que le pourcentage de femmes qui ne reçoivent pas les quantités adéquates en micronutriments sont de :

- 90 % pour la vitamine B1,
- 88 % pour la vitamine B9,
- 76 % pour la vitamine B6,
- 62 % pour la vitamine B2,
- 78 % pour le magnésium,
- 58 % pour le calcium,
- 58 % pour la vitamine C.

Le niveau des minéraux et des vitamines conditionne le bon déroulement de la grossesse.

Un déficit en zinc et en vitamines du groupe B augmente le risque de fausse couche, de toxémie gravidique, de décollement du placenta, de césarienne et d'hémorragie pendant l'accouchement. La supplémentation en zinc pendant la grossesse améliore les défenses immunitaires du bébé (plus de 25 % d'anticorps), améliore le développement du système nerveux et réduirait même le risque de dyslexie.

Un déficit en vitamine B6 va favoriser la dépression, les troubles de l'humeur, le diabète gestationnel, la toxémie gravidique et l'irritabilité et les pleurs chez le nourrisson.

Un déficit en magnésium expose la maman à plus de nausées, de contractions, de crampes, de douleurs des os et des ligaments.

Un déficit en calcium expose la femme à un risque plus élevé d'hypertension, à des répercutions sur l'os et les dents, ainsi qu'à un défaut de minéralisation du squelette du fœtus, qui a besoin de 200 mg de calcium par jour pendant le dernier trimestre.

Prise en charge de la grossesse par la nutrithérapie

Grossesse simple : un complément est indispensable si vous voulez vous entourer de toutes les précautions souhaitables.

Mon conseil

Prendre :

***Bioptimum Grossesse*® ,** 2 comprimés par jour matin et soir,
***Densical*®** (calcium), 2 comprimés par jour,
ou ***Cacit 500*®,** 2 comprimés par jour.
Du fer, classiquement prescrit au 3e trimestre de la grossesse. Il ne faut pas hésiter à en prendre plus tôt si le taux de ferritine est inférieur à 30 µg par litre.

En cas d'infection urinaire, il faut arrêter le fer et le zinc, que les microbes vont utiliser pour proliférer, ainsi que le magnésium, dans le cas d'un éventuel risque de calcul rénal (phospho-ammoniaco-magnésien).

En prévention des vergetures, prendre :
***Dissolvurol*®,** 2 pipettes par jour,
ou ***Prêle Boiron*®,** 3 gélules par jour,
de la vitamine C, 1 g par jour, et
***Endotelon*®,** 3 comprimés par jour.

En cas d'antécédents de fausses couches à répétition, traiter le père en priorité avec des antioxydants :
***Bioptimum ARL*®,** 2 comprimés par jour,
ou ***Clédist*®,** 1 gélule par jour,
***Biozinc*®,** 3 capsules par jour, et
***Laroscorbine*®,** 1 g par jour.
Les spermatozoïdes sont, en effet, très sensibles à l'oxydation, surtout si le père est fumeur ou exerce un métier à risque (inhalation de fumées ou de produits dérivés du pétrole).

Traiter la mère en augmentant les apports vitaminiques :
Bioptimum Grossesse ®, 6 comprimés par jour, et ajouter du fer, si nécessaire, à distance des autres suppléments.

HÉPATITE ⚠

En plus des traitements classiques prescrits par le médecin, l'inflammation du foie d'origine virale ou médicamenteuse peut bénéficier de **compléments alimentaires** (voir ce terme) qui seront utilement secondés par des médicaments homéopathiques hépato-protecteurs.
Parmi les compléments alimentaires à utiliser, figurent la choline ou son dérivé, la bétaïne, largement prescrite sous forme de ***Citrate de bétaïne ®,*** 3 ampoules par jour, la sylimarine ***Legalon ®,*** 3 comprimés matin et soir, ***Carduus marianus TM,*** 100 gouttes par jour, le desmodium ***Ergytine desmodium ®,*** 2 bouchons par jour. Les antioxydants (vitamine C, E, sélénium) : ***Bioptimum ARL ®,*** 2 comprimés par jour, seront également très utiles, toute inflammation, et d'autant plus quand elle dure, entraînant une surproduction de radicaux libres.

HERPÈS

Il existe bien entendu des médicaments très efficaces en médecine, mais aucun ne parvient à guérir cette affection virale, qui touche actuellement une grande partie de la population.
L'homéopathie apporte une contribution intéressante dans la mesure où les poussées s'espacent de plus en plus grâce à des médicaments d'action locale, comme ***Rhus toxicodendron 7 CH, Mezereum 9 CH, Cantharis 9 CH,*** 5 granules de chaque 1 fois par jour, et d'action plus générale comme ***Natrum muriaticum 15 CH,*** 1 dose tous les 15 jours, ou ***Sulfur 15 CH,*** 1 dose tous les mois pendant la durée de l'affection, le tout complété par des doses de ***Vaccinotoxinum 15 CH,*** 1 dose dès les premiers symptômes, puis une dose par mois en complément du traitement de fond.
Pour ce qui est de la nutrithérapie, on utilise un acide aminé : la lysine, dosée à 500 mg à raison de 4 gélules par jour associée à la vitamine C (3 g par jour lors des poussées).
Attention à ne pas apporter d'arginine, qui va favoriser les poussées, et éviter les amandes, noix et noisettes, qui en contiennent beaucoup.

HOMME

L'homme consomme plus de calories que la femme (environ 2 300 calories par jour), mais il reste malgré tout en deçà des apports nécessaires en vitamines et en minéraux, et en particulier en zinc, en magnésium, en sélénium, en vitamine E, en vitamines B1, B6, en vitamine C. Or, quand on connaît sa plus grande fragilité vis-à-vis des pathologies cardio-vasculaires, on comprend qu'il ait besoin de plus de protection, et donc d'un apport optimisé en fruits et en légumes, mais aussi en poissons gras et en vitamine E, vitamine protectrice de l'oxydation des graisses par excellence. En outre, en fonction de ses habitudes (activité physique, tabac, alcool), il faudra veiller à augmenter encore plus la protection antioxydante par des cures

de vitamine C, de sélénium, de bêta-carotène et de magnésium.
Sur le plan de la fertilité, l'homme perd 1 mg de zinc par éjaculât. Or, ce zinc est particulièrement important pour la quantité et pour la qualité du sperme, comme pour la synthèse de testostérone. Il est aidé dans ce domaine par l'administration conjointe de magnésium, de sélénium, de vitamine C et de vitamine B6 et B8. Des études publiées en 1991 dans ***Proceedings of The National Academy of Sciences*** ont montré que, chez le fumeur, l'oxydation des gènes contenus dans les spermatozoïdes pouvait être réduite par des apports suffisants en vitamine C, ce qui est particulièrement important pour éviter de transmettre au bébé des gènes cassés, facteur favorisant la survenue de cancers.

Voir aussi **Fertilité** et **Tabac.**

HORMONE

Substance chimique sécrétée par une glande (ovaire, testicule, thyroïde, surrénale, pancréas, parathyroïdes, hypophyse, thymus, épiphyse) et qui va agir au niveau des cellules cibles qui seront équipées de récepteurs spécifiques pour la fixation de cette substance.

HUILES

Si vous pensez qu'il faut éliminer toutes les graisses de votre alimentation, y compris les huiles, pour cause de régime, vous vous mettez en danger !
On ne peut pas se passer des graisses végétales, car elles sont de première importance pour notre santé, mais encore faut-il savoir lesquelles et comment les conserver. L'huile idéale n'existe pas dans la nature, ce qui a conduit à la mise au point de mélanges d'huiles comme celles conçues par Jean-Paul Curtay pour ***Bustos*** ® ou par Jean-Michel Lecerf pour ***Primevère*** **®.**
Une huile se distingue des autres par sa résistance à l'oxydation et par son rôle préventif dans les maladies cardio-vasculaires, c'est l'huile d'olive, qui est très consommée sur les bords de la Méditerranée et qui fait partie du « régime méditerranéen », reconnu pour ses vertus protectrices.
Encore faut-il qu'elle soit conservée à l'abri de la lumière et, si ce n'est pas dans un récipient opaque, au moins dans une bouteille en verre. Évitez d'acheter des huiles en bouteille plastique : il existe une pollution de l'huile par les œstrogènes de synthèse du plastique.
Idéalement, l'huile d'olive doit être vierge (non mélangée à d'autres huiles), de première pression à froid, si possible biologique (car la pression à froid n'élimine pas les pesticides) et conservée en récipient opaque. Tout cela majore bien entendu le prix de l'huile, car le rendement est beaucoup plus faible que lorsqu'on utilise d'autres procédés d'extraction, qui permettent un meilleur rendement au prix d'une dégradation notable de la qualité de l'huile.
Cependant, si ses avantages en termes de prévention cardio-vasculaire en font une huile à utiliser tous les jours, elle n'apporte pas d'acides gras oméga 3, et en particulier pas d'acide alpha-linolénique. Il faut donc compléter ses apports par d'autres huiles : colza, cameline, lin, mais ces huiles sont très fragiles et elles ne doivent en

aucun cas être chauffées. Elles doivent donc aussi être impérativement de première pression à froid.

HYDROSOLUBLE

Définit ce qui est soluble dans l'eau, comme la vitamine C et les vitamines B. Hydrosoluble s'oppose à liposoluble (soluble dans les graisses).

HYPERTENSION ⚠

Les chiffres de tension artérielle admis comme normaux sont inférieurs à 140 mmHg pour la tension systolique (chiffre supérieur) et 90 mmHg pour la tension diastolique (chiffre inférieur). L'hypertension est une anomalie le plus souvent définitive, en rapport avec l'évolution du système artériel dans le temps, qu'il faut prendre en charge jusqu'à la fin de sa vie, avec l'aide de votre médecin. C'est important, car en cas de tension insuffisamment contrôlée, vous risquer d'altérer votre cœur, votre rein, votre cerveau, votre œil et vos artères. Les règles hygiéno-diététiques sont importantes à côté du traitement médical : lutte contre les facteurs de risque cardio-vasculaires (tabac, diabète, cholestérol), nécessité de perdre du poids, de ne pas saler plusieurs fois les aliments, de réduire la consommation d'alcool, d'éviter la réglisse, d'avoir une activité physique régulière et d'utiliser toutes les techniques qui permettent de lutter contre le stress.

Prise en charge de l'hypertension par la nutrithérapie

La nutrithérapie vient en complément du traitement classique pour améliorer la réponse à ce traitement, et parfois même pour permettre au médecin de réduire les doses de médicament.

Mon conseil

Prendre des multivitamines :
***Bioptimum Senior*®**, 2 comprimés par jour,
du potassium, 1 g par jour,
du magnésium, 400 mg par jour,
du calcium, 1 g par jour,
de la vitamine C, 1 g par jour,
de la vitamine E :
***Dermorelle*®**, 2 capsules par jour,
des acides gras polyinsaturés :
***Mix-Alpha3*®**, 3 capsules par jour,
ou ***Biomarine plus*®**, 1 capsule par jour.

HYPOGLYCÉMIE

Si le sucre est sans nul doute à l'origine de nombreux problèmes de santé, il n'en demeure pas moins qu'un apport quotidien est nécessaire.
Le cerveau ne dispose pas de réserves de sucre, qui est pourtant son principal carburant. Il en consomme 4 g par heure et utilise 20 à 30 % de l'énergie totale du corps, alors qu'il ne pèse que 2 à 3 % du poids du corps. Les 2/3 du sucre du cerveau sont renouvelés chaque minute, et plus on s'en sert, plus les besoins sont importants ! De ce fait, le cerveau pâtit bien plus du manque de sucre que de l'excès et peut réagir par différents symptômes : baisse d'attention, baisse de la mémorisation, fatigue physique et psychique, tristesse, somnolence. À l'inverse,

on peut parfois se trouver, en cas d'hypoglycémie, devant une irritabilité, de l'anxiété, de la nervosité, des maux de tête, une faim impérieuse, de l'impatience, des colères.

Devant tous ces signes, il faut penser à un trouble de la régulation du sucre, consulter un médecin et prendre les mesures suivantes :

- réduire café, alcool, tabac,
- éviter toute prise sucrée entre les repas,
- faire 3 repas équilibrés en augmentant ses apports en fibres,
- prendre du magnésium et des vitamines B :

***Bioptimum Stress*® ,** 4 comprimés par jour,
ou ***Biocébé*® ,** 1 gélule par jour, et
***Ergymag*® ,** 1 gélule par jour,
et prendre du chrome : 25 à 50 µg par jour type
***Chromasvelt*® ,** 1 comprimé par jour.

IMC (indice de masse corporelle) ou BMI (Body Mass Index des Anglo-Saxons)

Selon l'OMS, l'obésité se définit à l'aide de l'IMC, qui est le rapport du poids corporel (en kg) sur le carré de la taille (en m).

$$IMC = \frac{P\ (kg)}{T\ (m^2)}$$

Si votre IMC se situe entre 20 et 25, vous êtes dans la normalité, entre 25 et 30, vous êtes en surpoids, et au dessus de 30, c'est l'obésité, qui est considérée comme sévère à partir de 40, avec un retentissement grave sur la santé.

Par exemple : si vous pesiez 73 kg pour 1,65 m, votre IMC serait de : 26,8 :

$$\frac{73}{1,65 \times 1,65} = 26,8$$

Cela vous situerait dans la zone de surpoids, la zone d'obésité ne commençant qu'à partir de 81 kg pour cette taille. Le poids idéal pour 1,65 m se situe entre 57 et 65 kg. Il faut savoir que cet idéal est possible avant 30 ans et va devenir impossible à partir de 45-50 ans du fait des modifications de notre métabolisme.

On utilise aussi la mesure du tour de taille pour compléter l'indice de masse corporelle, dans le but de cerner au mieux les facteurs de risque, en particulier cardiovasculaires. En effet, sur le plan du risque coronarien, c'est la quantité de graisse à l'intérieur de l'abdomen qui compte ! Or, cette graisse peut être diminuée par l'exercice physique et par un régime. Une perte de poids de 10 % entraîne une perte de tissu adipeux dans le ventre de 30 % ! Il faudra donc surveiller votre tour de taille, en particulier après 40 ans.

Voir aussi **Obésité de l'enfant.**

INFARCTUS ⚠

Lésion d'une partie du cœur à la suite de l'obstruction d'une artère coronaire.

Il est lié à l'arrêt brutal de l'apport en oxygène à une région plus ou moins importante du cœur. Plus la région touchée est vaste, et moins on a de chance de survivre, la mort du tissu touché par le manque d'oxygène étant appelée nécrose.

L'infarctus est en général la conséquence d'une surcharge des artères en graisses, appelée **athérome** (voir ce terme), avec détachement et migration d'une plaque d'athérome qui va venir se bloquer dans l'une des artères qui irriguent le cœur. Moins fréquemment, il peut s'agir d'un spasme, le plus souvent sur une artère déjà malade.

Une fois passée la période initiale traitée et surveillée en unité de soins spécialisés, le suivi médical est impératif et constitue ce que les médecins appellent la prévention secondaire, c'est-à-dire visant à éviter la récidive de l'infarctus, à prévenir l'insuffisance cardiaque et à préserver une bonne espérance de vie. Cette prévention secondaire repose sur le traitement médicamenteux, complété par des mesures diététiques et par des **compléments alimentaires** (voir ce terme) issus de la recherche cardiologique.

Parmi les découvertes récentes dans ce domaine, certaines concernent les facteurs de risque. Il existe bien sûr des facteurs de risque connus par tous, comme l'excès de cholestérol, l'hypertension, le diabète, le tabac, mais également d'autres moins connus et tout aussi importants, qui expliquent que, malgré l'arrêt du tabac, des traitements de plus en plus efficaces contre l'hypertension, le cholestérol et le diabète, on continue à mourir d'infarctus.

Parmi ces facteurs nouvellement identifiés, il faut retenir :

• le déficit en vitamines antioxydantes, et en particulier celles qui vont protéger les graisses circulantes de l'oxydation, empêchant du coup leur dépôt dans la paroi de l'artère : vitamine E, C, bêta-carotène, gamma-tocophérol, coenzyme Q10, flavonoïdes ;

• un facteur de risque circulant, qui serait responsable de 20 % des infarctus dans nos pays, l'homocystéine, encore responsable de l'oxydation rapide du LDL cholestérol et qu'il faut penser à vérifier en cas d'obstruction des artères sans raison et à un âge précoce, ou quand les artères se rebouchent rapidement après mise en place de stents, d'autant que son traitement est des plus simples : une vitaminothérapie B6, B9, B12 tout simplement ;

• un facteur de risque héréditaire et indépendant : la Lpa (on dit « L p petit a »), à traiter par le sport et par l'alimentation en plus des traitements qui sont du ressort du spécialiste ;

• au niveau des vaisseaux, l'inflammation chronique fait intervenir un radical libre particulier appelé peroxynitrite, pour lequel existe un antidote plus efficace que la vitamine E, quoique très proche cousin : le gamma-tocophérol ;

• enfin, la présence de métaux lourds est certainement un facteur dont il faudra tenir compte, quand les dosages et les techniques de chélation seront devenus d'usage courant.

Sur le plan nutritionnel, le **régime crétois** (voir ce terme), qui exclut le beurre, la crème, le lait, qui est riche en légumes, fruits, pain, céréales et pauvre en viande, avec un peu de vin, de fromage de chèvre et riche en acide alpha-linolénique (pourpier) est celui qui procure le plus de protection cardio-vasculaire.

INFECTIONS À RÉPÉTITION

Toute infection sévère nécessite la mise en place d'une antibiothérapie adaptée et un suivi médical de l'évolution pour s'assurer que tout risque de récidive est écarté. Mais cela ne suffit pas à rétablir l'organisme et à remettre les défenses en état de faire face à l'infection suivante.

Le système immunitaire est un grand consommateur d'énergie, et toute infection, quelle qu'elle soit, augmente les besoins en fer, zinc, sélénium, magnésium, vitamines A, B6, B12, C, E et bêta-carotène.

À la fin d'une infection, le taux de vitamine C au niveau des globules blancs (qui assurent nos défenses) tombe au niveau du scorbut (maladie liée à une carence en vitamine C). D'ailleurs, une supplémentation en vitamine C réduit la sévérité des rhumes.

Si le système immunitaire n'a pas su vous éviter une infection, c'est qu'il n'avait pas à sa disposition tous les outils nutritionnels pour vous défendre. C'est souvent une réaction en chaîne, une infection épuisant les réserves et préparant l'infection suivante. Les baisses en vitamine C, en vitamine E et en bêta-carotène observées après une infection augmentent la probabilité d'une autre infection.

Prise en charge des infections à répétition par la nutrithérapie

En plus d'un éventuel traitement par antibiothérapie et d'un indispensable suivi médical, n'hésitez pas à vous supplémenter, d'autant que le système immunitaire ne sert pas qu'à vous défendre contre les infections. En effet, s'il est affaibli, c'est la porte ouverte à des affections plus sérieuses (maladies auto-immunes, cancers).

Mon conseil

Prendre pendant 2 mois, voire tout l'hiver, en cas de fragilité particulière :
Vitamine C, 1 g par jour,
Bioptimum Homme ®,
ou ***Bioptimum Femme ®,***
ou ***Bioptimum Senior ®,*** 2 comprimés par jour,
ou ***Léro Base ®,*** 2 capsules par jour,
ou ***Normalite 1 000 ®,*** 2 gélules par jour.

INSOMNIE

Les troubles du sommeil les plus fréquents concernent l'endormissement et les réveils en milieu de nuit et sont le plus souvent en rapport avec une insuffisance de sérotonine, liée à un stress permanent trop intense pour le cerveau, avec impossibilité de fournir assez de tryptophane pour synthétiser la sérotonine.

Mon conseil

Commencez par traiter le stress en prenant :
Bioptimum Stress ®, 4 comprimés par jour,
ou ***D-Stress ®,*** 2 comprimés par jour, et si besoin ajoutez :
Mag 2 ®, 2 ampoules par jour,
ou ***Magné-B6 ®,*** 4 comprimés par jour,
carbonate de lithium, 40 mg par gélule sur prescription médicale,
calcium, 500 mg à 1 g par jour,
Vitamine B12 Gerda ®, 1 ampoule le soir.
Des médicaments homéopathiques sont également utiles pour éviter le recours à des somnifères, à raison de 5 granules le soir au coucher de :
Coffea 9 CH, lorsqu'un afflux d'idées, une

excitation intellectuelle empêchent l'endormissement,
Nux vomica 9 CH, en cas de réveils nocturnes,
Gelsemium 9 CH, lorsque le trac empêche de s'endormir,
Rhus toxicodendron 9 CH, en cas d'insomnie consécutive à une fatigue physique.

INSULINE

Hormone sécrétée par le pancréas, elle permet de faire rentrer le sucre dans les cellules pour qu'il y soit brûlé afin de fournir de l'énergie.

INTERACTIONS MÉDICAMENTEUSES

De nombreux médicaments interfèrent avec les vitamines et les minéraux de l'alimentation. Il faut les connaître et penser à se supplémenter pour ne pas aggraver les déficits.

- L'aspirine réduit l'absorption de la vitamine C et du zinc, elle augmente l'élimination urinaire de cette même vitamine C. Pensez donc à prendre autant de vitamine C que vous prenez d'aspirine.
- Le fer entraîne la destruction des vitamines antioxydantes C et E et s'oppose à l'absorption du zinc.
- Les inhibiteurs de l'enzyme de conversion qu'on vous donne pour la tension interfèrent avec le métabolisme du zinc.
- Les antibiotiques baissent la production de vitamine K par la flore intestinale ; cet effet peut se faire sentir si vous en prenez souvent.
- La pilule contraceptive, comme le traitement hormonal substitutif de la ménopause, tend à diminuer les vitamines B1, B2, B6, B9, C, E, le carotène et le magnésium (pour ce dernier, l'effet semble compensé par la progestérone, qui a un effet magnéso-fixateur).
- Les statines, médicaments destinés à faire baisser le cholestérol, bloquent également la synthèse de la coenzyme Q10, dont la présence est essentielle à la production d'énergie au niveau du cœur.
- La plupart des diurétiques entraînent une fuite urinaire du magnésium, du zinc et du calcium.
- L'huile de paraffine utilisée comme laxatif empêche l'absorption des vitamines A, D, E, K, et du bêta-carotène.
- Le ***Questran ®,*** médicament luttant contre l'excès de cholestérol, a un effet antivitamines A, D, E, K, B9 et antibêta-carotène.
- Les pansements gastriques empêchent l'absorption des vitamines B1, B9 et A.
- Les antiulcéreux (antihistaminiques), la colchicine et les antidiabétiques à base de metformine diminuent l'absorption de la B12 et du magnésium, venant aggraver, de plus, le déficit magnésien rencontré chez tous les diabétiques.
- Les anticonvulsivants, la ***Salazopyrine ®,*** le methotrexate et le ***Bactrim ®,*** ont un effet antivitamine B9.

INTERVENTION CHIRURGICALE

La préparation micronutritionnelle à la chirurgie devrait être systématique, car elle facilite la cicatrisation, permet d'éviter

les complications et de récupérer plus rapidement.
Cette préparation consiste à prendre du zinc, du magnésium, de la vitamine C, de la cystine, de la vitamine B6, de la vitamine B5, de l'huile de bourrache, des flavonoïdes et de la vitamine A.

Mon conseil

Prendre pendant 10 jours avant et 10 jours après l'intervention :
A 313 ®, 2 capsules par jour,
Daflon ® 500, 6 comprimés par jour,
Endotelon ®, 4 comprimés par jour,
Cétornan 5 g ®, 2 sachets par jour en dehors des repas,
Bioptimum Stress ®, 4 comprimés par jour,
Léro Procutane ®, 1 capsule par jour,
Cystine B6 Bailleul ®, 6 comprimés par jour, et
Rubozinc ®, 2 gélules par jour.

Des médicaments homéopathiques sont également très utiles. La veille de l'intervention, prendre :
Gelsemium 15 CH, 1 dose au coucher pour combattre l'anxiété ;
le matin de l'intervention :
Arnica montana 15 CH, 1 dose, pour réduire les hématomes,
Phosphorus 15 CH, 1 dose, pour éviter l'hémorragie ;
à partir de 3 jours avant l'intervention et jusqu'à 6 jours après :
Arnica montana 5 CH,
Hamamelis 5 CH,
Fluoricum acidum 5 CH, 5 granules de chaque 3 fois par jour, pour aider la cicatrisation et la résorption de l'hématome.

Pour favoriser la reprise du transit et l'évacuation des gaz, prendre :
Opium 15 CH, 1 dose, et
Raphanus niger 5 CH, 5 granules 3 fois par jour.

En cas d'extraction dentaire ou de chirurgie osseuse, prendre :
Symphytum 9 CH et
Hypericum 15 CH, 5 granules de chaque matin et soir, ainsi que
Silicea 9 CH, 1 dose par semaine pendant 1 mois.

IODE

Le rôle essentiel de l'iode avait été reconnu et nous pensions être à l'abri de déficits de ce côté-là. Cependant, l'étude SU.VI.MAX a révélé des déficits chez la femme enceinte, et il est d'ores et déjà conseillé de supplémenter les femmes pendant leur grossesse !
Les apports conseillés sont de 200 µg par jour et les apports moyens de 100 µg par jour. Quand on connaît l'importance de l'iode sur le développement du cerveau du bébé, on espère pouvoir disposer de comprimés dosés à 100 µg, en dehors de toute autre association à des vitamines plus ou moins bien dosées et plus ou moins bien associées.

JAMBES LOURDES

Manifestation fréquente de l'insuffisance veineuse (18 millions de personnes dans notre pays), elle peut s'accompagner d'une fatigabilité, de petites varicosités, de sensations de chaleur, de crampes, d'impatiences des jambes, de démangeaisons. Ce sont des signes qui montrent que le réseau veineux souffre, s'engorge et que

le sang a du mal à remonter vers le cœur. Il faut prendre en compte ces signes pour éviter la survenue de complications telles que les varices, coloration brunâtre de la peau, les ulcères variqueux et les phlébites, avec le risque d'embolie pulmonaire.
L'insuffisance veineuse est favorisée par des facteurs héréditaires, le piétinement et la station debout prolongée, la grossesse, le surpoids et par certains médicaments comme la pilule contraceptive.
Pour bien s'en occuper dès les premiers symptômes, il faut comprendre que le ralentissement du flux sanguin va s'accompagner de lésions des cellules de la paroi veineuse, y entraînant l'adhésion de globules blancs, qui vont alors produire une grande quantité de radicaux libres. Ces radicaux libres vont venir aggraver les dégâts au niveau des cellules des parois des veines et du tissu de soutien (collagène), entraînant la dilatation définitive de la veine et l'activation de facteurs de la coagulation, qui vont venir perturber encore plus la circulation veineuse.

Prise en charge de l'insuffisance veineuse par la nutrithérapie

Les toniques veineux seront d'usage systématique. Ils sont le plus souvent extraits des plantes et appartiennent fréquemment au groupe des **flavonoïdes** (voir ce terme).
Le marron d'Inde fait également partie des médicaments efficaces, ainsi qu'un produit extrait du pin maritime (le pycnogénol).
Enfin, vous l'aurez compris, les antioxydants (vitamine E et vitamine C, sélénium, caroténoïdes) ont un rôle à jouer, dans la mesure où les phénomènes observés s'accompagnent d'une production importante de radicaux libres.

Mon conseil

Prendre :
des toniques veineux :
***Ginkor fort* ®,** 3 gélules par jour,
ou ***Cirkan* ®,** 4 comprimés par jour,
ou ***Cyclo3 fort* ®,** 2 gélules par jour,
des antioxydants :
***Bioptimum ARL* ®,** 2 comprimés par jour,
ainsi que
de la vitamine C 500 mg,
Dermorelle ® (vitamine E), 2 capsules par jour,
du sélénium, 100 µg par jour, et
***Magné-B6* ®,** 4 comprimés par jour.

KIWI

Excellente source de vitamine C (75 mg pour 100 g), de vitamine E (1,6 mg pour 100 g), de potassium (321 mg pour 100 g), le kiwi contient également des vitamines B1, B2, B3, B9, du bêta-carotène, du calcium, du fer et des protéines. Cela en fait un excellent aliment pour le petit déjeuner.

LAITAGES

Ce sont, j'en conviens, les sources de calcium les plus faciles à apporter (120 mg de calcium pour 100 g de lait) et une source de protéines non négligeable, en particulier chez l'enfant, dont les choix en matière de nutrition sont souvent difficiles. Néanmoins, il faut parfois s'en passer et chercher son calcium ailleurs.
C'est bien sûr le cas lorsque existent des allergies au lait de vache, qui vont se manifester dès les premiers mois par de l'eczéma, des troubles digestifs (diarrhée, gaz, ballonnements, coliques), un

reflux gastro-œsophagien, une toux qui résiste aux traitements, de l'irritabilité, des troubles du sommeil. Dans ce cas, le remplacement du lait de vache par un hydrolysat de protéines (***Peptijunior*** ®) doit faire cesser les troubles.
Il faut également penser à supprimer le lait de vache chez les enfants qui enchaînent rhinopharyngite sur rhinopharyngite et qui sont souvent sous antibiotiques. Cette simple mesure doit faire régresser, ou du moins simplifier, l'évolution des rhinopharyngites, avec l'aide d'un traitement homéopathique de fond.

LIPIDES

Synonyme de graisses.

LIPOSOLUBLE

Soluble dans les graisses, comme les vitamines A, D, E, K. Liposoluble s'oppose à hydrosoluble (soluble dans l'eau).

LITHIASE

Calculs au niveau des reins ou de la vésicule.

LYMPHOCYTES

Cellules du sang participant à la défense contre les infections et les tumeurs. Elles ont à ce titre des besoins en énergie particulièrement importants, qu'il faut savoir satisfaire.

• M • N • O • P • Q • R •

MAGNÉSIUM

Les principales sources alimentaires

Essentiellement le cacao, et donc le chocolat, les fruits secs et les oléagineux, les céréales complètes, les palourdes, crevettes et bigorneaux, les haricots secs et les pois cassés, les eaux minérales : Hépar® (110 mg par litre), Quézac ® (95 mg par litre), Badoit ® (85 mg par litre), Contrex ® (84 mg par litre), Talians® (77 mg par litre), Vernière ® (72 mg par litre).
À un moindre degré, les bananes, les coquillages, les épinards, les haricots verts, les poissons gras, les fromages à pâte dure.

Quels sont les besoins ?

Ils sont estimés à 330 mg par jour chez la femme (à 480 mg par jour pendant la grossesse) et à 420 mg par jour chez l'homme, cela en dehors de tout stress, qui fait perdre des quantités de magnésium dans les urines et qui en augmente donc les besoins.

Quels sont les apports ?

Ils sont pour une femme consommant 1 800 calories par jour de l'ordre de 225 mg par jour et pour un homme consommant 2 200 calories de l'ordre de 280 mg par jour.

Pourquoi en prendre ?

Le magnésium est un acteur incontournable du fonctionnement cellulaire :
• il intervient dans plus de 300 réactions enzymatiques qui touchent au métabolisme des sucres, des protéines, des graisses ;
• il joue dans la formation de l'os un rôle comparable à celui de la vitamine D ;
• il est indispensable à la production d'énergie, à l'adaptation au stress, à la fluidité du sang ;
• il a un rôle anti-inflammatoire et anti-allergique ;
• il stimule la formation des anticorps ;
• il joue un rôle dans l'élimination des métaux lourds qui nous polluent à notre insu.

Les symptômes de déficit en magnésium sont fréquents. Le magnésium étant un sédatif nerveux, il y aura des signes de nervosité avec irritabilité, anxiété, troubles du sommeil, hypersensibilité aux bruits et aux agressions extérieures. La baisse de fabrication d'énergie va entraîner des « coups de pompe », de la fatigue.
Comme il est nécessaire à la sortie du sodium des cellules et au maintien du potassium à l'intérieur, le déficit va ralentir ce type d'échanges, avec tendance pour les cellules à se gorger d'eau, et, cliniquement, on aura une rétention d'eau avec prise de poids.

Qui doit en prendre ?

Même s'il est plus rapide d'énoncer ceux qui n'en ont pas besoin, voici ceux pour qui le magnésium est indiqué :
• bien sûr, tous les spasmophiles et toute personne vivant un état de stress, aigu comme chronique ;
• les diabétiques, chez qui il contribue à la régulation de la glycémie (taux de sucre dans le sang) ;
• les femmes sous traitement hormonal, d'autant que le déficit en magnésium sous traitement œstrogénique contribue à l'apparition des phlébites, car le magnésium réduit l'agrégation des plaquettes, ce qui va avoir un effet « anticaillot » ;
• systématiquement en cas de croissance, de grossesse, d'allaitement ou de sport,

en raison de l'augmentation des besoins impossibles à couvrir par l'alimentation ;
• dans la lutte contre l'ostéoporose, et en particulier si vous prenez du calcium, car non seulement il n'y a pas de compétition d'**absorption** (voir ce terme) entre ces deux minéraux, mais en plus il est important d'assurer le plein des cellules en magnésium pour éviter que le calcium ne se fixe n'importe où (sur les artères, dans le rein, dans le cerveau) ;
• pour améliorer la cicatrisation ;
• dans toutes les maladies du cœur et des vaisseaux ;
• dans les inflammations chroniques et dans les infections sévères ;
• pour lutter contre la pollution de notre organisme par les métaux lourds (plomb, cadmium…).

Comment en prendre ?

Il faut l'associer :
• à la vitamine B6, avec laquelle il forme des complexes qui font de la vitamine B6 la championne des fixateurs de magnésium (par ailleurs, si vous prenez des vitamines du groupe B sans magnésium elles ne pourront pas être activées) ;
• à la taurine, acide aminé qui fixe le magnésium, lui aussi ;
• aux acides gras polyinsaturés, qui optimisent la souplesse membranaire et améliorent le passage du magnésium dans la cellule.

Mon conseil

Prendre :
***Bioptimum Stress*®,** 4 comprimés par jour,
***Magné-B6*®,** 4 comprimés par jour,
***Mag2*®,** 2 sachets par jour, et
***B Chabre*®,** 1 comprimé par jour.

MAL DE TÊTE

Voir **Céphalées.**

MÉLATONINE

La mélatonine n'est pas disponible en France.
Hormone produite par la glande pinéale située au centre du cerveau, elle contrôle notre horloge biologique, notre sommeil, notre système immunitaire et protège notre cerveau du vieillissement.

MEMBRANE CELLULAIRE

La membrane d'une cellule est sa « peau », son enveloppe ; elle sert à la délimiter et lui permet de communiquer avec l'extérieur. Elle est, en effet, traversée par des millions de récepteurs et par des canaux qui permettent la réception des messages arrivant en permanence sur chaque cellule et le passage des molécules qui la traversent.
La qualité de cette membrane cellulaire est donc d'une grande importance, car elle est le garant du fonctionnement de notre organisme ; quand les communications ne se font plus, nous mourons, tout simplement.
Cette membrane est constituée d'une double couche de graisses, en partie apportées par l'alimentation. Cela signifie que nous pouvons agir directement sur la communication entre les cellules, simplement en faisant le choix des bonnes graisses à ingérer. Quand on fait un régime en supprimant toutes les graisses parce « qu'elles font grossir », comme je le vois parfois en consultation, on compromet

gravement son état de santé. Il y a donc les graisses que vous mettez en réserve sous forme d'amas de cellulite et celles qui permettent la vie : il ne faut pas faire d'amalgame (voir **Acides gras**).

En plus de la membrane externe à la cellule, il y a des membranes internes autour des mitochondries (où est fabriquée l'énergie), autour du noyau cellulaire (qui contient les gènes), autour des cavités dans lesquelles sont assemblées les protéines. Par notre alimentation, nous pouvons donc assurer le bon fonctionnement de l'ensemble comme le perturber sérieusement.
Pour assurer un équilibre correct, compte tenu de nos habitudes alimentaires actuelles, il faut restreindre les fritures (même si les enfants préfèrent le poisson pané au poisson frais et les frites aux légumes) et augmenter les apports en huile de colza, en huile de noix et en poissons gras. Il faut, dans le même temps, diminuer les agressions sur ces membranes en réduisant l'exposition aux polluants, au tabac, au soleil. Il faut aussi augmenter la protection de ces membranes par des apports en vitamine E, en vitamine C et en sélénium, car les acides gras sont fragiles et facilement oxydés par des niveaux élevés de radicaux libres.

MÉMOIRE (troubles de la...)

En dehors des dégénérescences liées à l'âge, la grande majorité des troubles de la mémoire sont liés à des déficits nutritionnels. La mémorisation fait intervenir des opérations très complexes que l'on est loin d'avoir élucidées, mais, dans l'ensemble, le fonctionnement dépend comme toujours au niveau du cerveau :
• des neurotransmetteurs et de leurs activateurs : les vitamines ;
• des acides aminés qui servent à fabriquer ces neurotransmetteurs ;
• du contrôle du stress qui peut perturber ces opérations ;
• des donneurs de groupes – methyl (choline, bétaïne, vitamines B9 et B12) permettant la synthèse des neurotransmetteurs ;
• de l'état des membranes cellulaires et en particulier de la qualité des graisses qui les composent ;
• et enfin, de l'efficacité de la production d'énergie.

Toutes ces opérations font intervenir :
• les vitamines du groupe B (B1, B6, B9, PP) et la vitamine C pour les neurotransmetteurs de la concentration et de la mémorisation ;
• la tyrosine pour le niveau d'éveil ;
• la choline et la B1 pour la synthèse de l'acétylcholine.

Tout surmenage intellectuel, qu'il soit pour cause d'examens chez le sujet jeune ou pour raisons professionnelles ensuite, entraîne des besoins énergétiques au niveau cérébral qui sortent de l'ordinaire. Il faudra donc y répondre au même titre que l'on prend en charge les besoins du sportif.

Prise en charge par la nutrithérapie

La réponse en nutrithérapie va donc s'efforcer de fournir à tous ces systèmes les vitamines, minéraux et acides aminés qui les font fonctionner, sans oublier des apports en acides gras et antioxydants adaptés à la protection des membranes cellulaires.

Mon conseil

Prendre :

***Bioptimum Mémoire* ®,** 2 comprimés par jour,
***Cognito* ®,** 1 comprimé par jour,
***Tanakan* ®,** 3 comprimés par jour,
***Laroscorbine* ®,** 500 mg par jour, et
***Arcalion* ®,** 2 comprimés le matin.

MÉNOPAUSE

Période très particulière de la vie d'une femme, la ménopause entraîne avec elle son cortège de peur de vieillir et de renoncement à la maternité. En ce qui concerne la perte de la capacité à faire un bébé, il s'agit certainement d'une mesure d'une grande sagesse, car les ovules et les spermatozoïdes ont accumulé à cet âge des années de cassures au niveau des gènes. Il n'est donc pas vraiment souhaitable de prendre le risque de transmettre ces mutations à notre descendance. D'où l'amniocentèse, pratiquée à partir de 40 ans, mais qui ne dépiste pas tout, loin s'en faut. Ce n'est pas tout de mettre un enfant au monde, encore faut-il qu'il reste en bonne santé et qu'il ne développe pas des maladies liées à des erreurs dans le programme que nous lui avons transmis.

L'arrêt de fabrication des hormones ovariennes va entraîner chez la femme des troubles au niveau des organes cibles, c'est-à-dire de toutes les cellules sur lesquelles agissent les œstrogènes : cerveau, seins, utérus et vessie, os, système cardio-vasculaire, foie et intestins. Il existe une grande inégalité entre des femmes qui ne vont avoir aucun symptôme et d'autres qui vont avoir bouffées de chaleur, troubles de l'humeur, sécheresse vaginale, ostéoporose, etc.

Prise en charge thérapeutique

La ménopause n'est pas une maladie, c'est une période de vie et il faut tenir compte du souhait de la femme, de son histoire médicale (état circulatoire veineux, cholestérol, tension, état des organes génitaux), de l'hérédité (cancer du sein, ostéoporose, accidents thrombo-emboliques), des symptômes présents et de l'avancée des connaissances en termes de risque de cancer lié au traitement. D'autant plus que certaines femmes continuent à assurer une production d'œstrogènes au niveau de leur tissu graisseux, ce qui leur assure une protection contre l'ostéoporose, mais va, en revanche, les exposer à un risque de cancer plus important au niveau des organes génitaux. Donc, si certaines femmes vont pouvoir « bénéficier » d'un traitement hormonal substitutif, les autres, par choix ou par raison, vont opter pour l'abstention. Cela ne signifie pas qu'il ne faille rien prendre, car il s'agit justement d'une période où va se préparer la troisième partie de la vie, avec un vieillissement que l'on espère le plus lent possible et avec le moins d'incapacité possible.

En cas de THS (traitement hormonal substitutif), faites le choix d'avoir des règles si on vous le propose, pour continuer à perdre du fer, qui est un oxydant très puissant favorisant le vieillissement de vos cellules. Accompagnez ce THS de la prise :

• de phytœstrogènes (isoflavones de soja le plus souvent) pour bloquer l'effet prolifératif des œstrogènes sur les organes génitaux,

• d'un mélange multivitaminique pour compenser les pertes occasionnées par le traitement hormonal,
• de magnésium,
• d'antioxydants, dans un souci plus général de lutte contre les dégâts oxydatifs croissants avec l'âge.

En cas d'abstention thérapeutique (pas de THS), s'il existe des symptômes gênants, il faut prendre les traitements cités ci-dessus en les accompagnant d'un traitement homéopathique de fond, qui sera, en outre, bien utile sur les symptômes gênants.

S'il n'existe aucun signe clinique, il n'y a pas lieu de prendre un traitement hormonal.

Prise en charge par la nutrithérapie

Dans tous les cas, on se trouve confrontés au problème de la prévention des troubles liés au **vieillissement** (voir ce terme) et il faudra donc renforcer son hygiène de vie :
• arrêt du tabac, facteur d'ostéoporose ;
• pratique d'une activité sportive 3 jours par semaine, marche, exercices de respiration ;
• alimentation saine : réduction importante de la viande rouge, du boudin, du foie et de tous les aliments contenant du fer. Prendre une tasse de thé en fin de repas le jour où vous consommez ces aliments ;
• produits laitiers, en préférant les yaourts au bifidus et autres probiotiques au fromage ;
• lait de soja enrichi en calcium ;
• le moins de sucreries possible, car le sucre, qui est déjà un poison avant cette période, va le devenir encore plus dans la seconde partie de la vie ;
• au moins 3 fruits frais et 2 légumes par jour,
• thé vert, céréales complètes (en ayant bien en tête qu'elles réduisent l'absorption des minéraux, en particulier du zinc et du calcium, et qu'il faudra donc les prendre à des repas différents) ;
• légumineuses (pois, fèves, lentilles...) ;
• autres aliments contenant des phytœstrogènes (tofu, tempeh) ;
• vin rouge (2 verres par jour).

Mon conseil

Prendre :
***Bioptimum Soja*®**, 2 comprimés par jour,
ou ***Gydrelle Phyto*®**, 2 gélules par jour,
***Spasmag*®**, 4 gélules par jour,
ou ***Mag 2*®**, 2 ampoules par jour,
***Bioptimum Senior*®**, 2 comprimés par jour,
ou ***Actypral*®**, 2 gélules par jour.

MÉTABOLISME

Ensemble des transformations biochimiques qui ont lieu dans l'organisme.

MÉTAUX LOURDS

Complètement occultée pour l'instant, notre intoxication chronique par les métaux lourds est certainement responsable d'une grande variété de troubles difficiles à leur attribuer, puisque les dosages sanguins ne sont pas faits de façon courante. Les métaux lourds seraient impliqués dans les maladies cardio-vasculaires, dans les maladies neurologiques dégénératives et dans certains troubles du comportement, en particulier chez l'enfant, ainsi que dans des pathologies en plein essor, comme le syndrome de fatigue chronique et la fibromyalgie. En plus de respirer du monoxyde d'azote, du formaldéhyde, du benzopyrène, dégagés par les véhicules, nous sommes aussi chargés en plomb, cadmium, mercure, aluminium.

Le plomb

Les sources d'intoxication sont nombreuses. Outre la pollution liée aux véhicules (les enfants vivant au bord de routes à forte densité de circulation ont des taux de plomb élevés dans le sang), aux peintures, à la nourriture, à l'eau du robinet, les zones industrielles sont aussi des zones à haut risque. Une enquête réalisée à proximité d'une usine de plomb en 1996 dans le Nord-Pas-de-Calais (*le Généraliste,* 1998, n° 1871) a révélé des taux sanguins de plomb des plus préoccupants chez les enfants (plombémie >100 µg par litre). En ce qui concerne le plomb et le cadmium, le magnésium se révèle capable de réduire leur passage transplacentaire de la mère au bébé qu'elle porte. Par ailleurs, le zinc apporte aussi une protection contre ces deux métaux lourds.

Le cadmium

Comme les autres métaux lourds, le cadmium produit des cassures de l'ADN et empêche leur réparation, faisant ainsi le lit du cancer.

La principale source d'exposition reste le tabac, mais il existe aussi une pollution industrielle, avec rejet dans l'atmosphère de quantités de cadmium normalement réglementées.

L'utilisation de substances antioxydantes a fait la preuve de son efficacité, permettant de réduire les dégâts au niveau de l'ADN.

Le mercure

Il provient de différentes sources :

- d'abord, l'alimentation : évitez autant que possible les crustacés, les poissons d'eau douce, ainsi que certains poissons du fond des océans, comme la raie ou le flet. Mais nous ne sommes pas non plus certains du thon, de l'espadon, du loup ou du requin. Retenez que le mercure se trouve dans les tissus graisseux et donc abstenez-vous de consommer la graisse de cuisson ;
- sur le plan international, l'absence de recyclage des piles nous conduit à rejeter chaque année 12 tonnes de mercure qui viennent polluer les sols et les nappes phréatiques. La pollution naturelle (principalement les volcans) représente, quant à elle, 150 000 tonnes par an et les rejets de l'industrie 20 000 tonnes par an ;
- ensuite, les amalgames dentaires. Une étude réalisée en 1987, en Suède, sur les cerveaux des enfants mort-nés avait montré des taux intracérébraux en relation directe avec la quantité d'amalgames que les mères avaient en bouche, études reprises plus récemment sur les brebis (Vimy et coll. 1990, Hahn et coll. 1990) ;
- enfin les médicaments (***Imudon*** ®, ***IRS19*** ®, ***Framixone*** ®, ***Rifamicyne collyre*** ® et de nombreux autres collyres, des vaccins comme le ***Twinrix*** ®, le ***Téta-grip*** ®, le ***Tétanique Pasteur*** ® et un antiseptique local, le ***Dermachrome*** ®). Le plus simple pour éviter d'absorber du mercure est encore d'éviter tous les produits contenant du mercurothiolate sodique ou thiomersal.

Pour essayer d'éliminer le mercure de votre organisme, faites appel à des produits tels que :

***Bioptimum ARL* ®,** 2 comprimés par jour, ou ***Léro Superoxylase* ®,** 1 capsule par jour, associés à
***Legalon* ®,** 6 comprimés par jour, et de la vitamine C, 2 à 3 g par jour.
Par ailleurs, le remplacement de vos amalgames au mercure par des composites sera confié à un dentiste au fait de ces problèmes, car l'opération d'expulsion des amalgames comporte des risques importants de pollution par le mercure pour le patient et pour le dentiste lui-même.

L'aluminium

Il est soupçonné intervenir dans la maladie d'Alzheimer. Les sources d'aluminium sont l'eau du robinet, certains aliments et additifs alimentaires, les vaccins (l'aluminium étant ici injecté directement dans l'organisme), et surtout les pansements pour l'estomac.
Le silicium semble protéger l'os et le cerveau de la toxicité de l'aluminium.

MÉTHYLATION

Pour fonctionner, certains systèmes utilisent des donneurs de groupe « méthyl » (-CH3) et le fait pour une substance de recevoir ce groupement méthyl s'appelle la méthylation.
Ces systèmes sont de première importance, car ils touchent aussi bien :

- la synthèse des neurotransmetteurs dans le cerveau (grâce à la S-adenosyl méthionine, dont la baisse suffit à induire une dépression) ;
- nos gènes, qui ne s'expriment pas tous en même temps et qui ont besoin d'être « méthylés » pour être mis en sommeil ;
- la fabrication de graisses appelées phospholipides (d'une grande importance pour la bonne qualité de la membrane des cellules et pour les neurones).

Comment en prendre ?

Les donneurs de « méthyl » sont : la méthionine, la choline, les vitamines B9 et B12, la bétaïne.
La méthionine se trouve dans un complément, le ***Forcapil* ®** (associée à la cystine, au zinc et à des vitamines du groupe B).
La **choline** (voir ce terme) se trouve sous forme de produits à visée hépatique :
***Citrocholine* ®,** 3 sachets dose par jour,
***Hepacholine* ®,** 3 gobelets-doseurs par jour,
***Hepagrume* ®,** 3 ampoules par jour,
***Heparexine* ®,** 3 sachets par jour ou bien sous forme de son sous-produit le citrate de bétaïne (2 à 3 ampoules par jour) ou ***Nivabétol* ®,** 3 cuillères-mesures par jour.
Les vitamines B9 et B12 sont présentes dans nombres de **compléments alimentaires** (voir ce terme). Voir aussi **vitamines B.**

MINÉRAUX

Éléments puisés dans le sol par les végétaux, les minéraux ont des rôles très variés au niveau de l'os (calcium, magnésium, zinc), de la production d'énergie (magnésium), de l'activation d'hormones ou d'enzymes, de la stabilisation de protéines (zinc), de l'équilibre ionique (sodium, potassium, chlore), de la lutte contre le cancer (sélénium).

MUTAGÈNE

Capable de provoquer une mutation, c'est-à-dire une altération de l'information

génétique. Si cette information altérée concerne la division cellulaire, le mutagène est appelé cancérogène, car il est susceptible de transformer la cellule en cellule cancéreuse.
Par exemple, le benzo(a)pyrène apporté par la cigarette ou par la cuisson au barbecue vient altérer la protéine P53, toujours au même endroit, perturbant gravement son fonctionnement.
D'autres substances sont reconnues comme mutagènes : par exemple, les produits de cuisson des huiles végétales, les nitrosamines de l'alimentation ou du tabac, l'aflatoxine B1, contaminant des cacahuètes, des grains et des céréales mal stockées.

NAUSÉES DE LA GROSSESSE

Symptôme favorisé par le déficit magnésien qui accompagne toute grossesse.

Mon conseil
Prendre :
Bioptimum Grossesse ®, 2 comprimés par jour, et
Mag 2 ®, 2 comprimés par jour.
Quelques médicaments homéopathiques vous rendront de grands services, tels :
Sepia 9 CH,
ou ***Ignatia 9 CH,***
ou ***Nux vomica 9 CH,*** à raison de 5 granules 2 fois par jour.

NEURONE

Cellule spécifique du cerveau, organe vital qui contient pas moins de 100 milliards de neurones. Nous en perdons des quantités à chaque stress, d'où la nécessité de contrôler le stress pour limiter les dégâts. Ils disparaissent au rythme de 100 000 par jour à partir de 40 ans. Ils ont une espérance de vie de 120 ans et il est important de les préserver par le maintien d'une activité intellectuelle et par des apports en nutriments adéquats (voir **vieillissement**).

NEUROTRANSMETTEURS

Molécules servant de communication entre les neurones ou entre neurones et muscles : par exemple, l'acétylcholine, qui intervient dans le processus de mémorisation, la sérotonine et le GABA, qui sont des neurotransmetteurs sédatifs, etc.

NOIX, NOISETTES, AMANDES

Il faut en consommer de façon quotidienne ! On les appelle les **oléagineux** (voir ce terme), en raison de leur capacité à fournir de l'huile. Elles contiennent des graisses très souples et très fluides, trop rarement consommées de nos jours, mais très fragiles et donc à ne pas faire chauffer (évitez donc les amandes grillées et salées).
En plus, elles ne contiennent pas de cholestérol et contribuent même à le faire baisser, cet effet étant renforcé par les fibres et les phytostérols qu'elles contiennent.
Elles apportent de la vitamine E aux propriétés antioxydantes majeures, du calcium, du magnésium, du cuivre (surtout les noisettes). Elles contiennent, en outre,

un acide aminé, l'arginine, connu pour ses propriétés énergétiques mais utile également pour réguler le tonus des artères. La consommation de plus de 140 g de noix par semaine diminue de 35 % le risque de faire une maladie cardio-vasculaire par rapport à une consommation inférieure à 30 g par semaine.

Attention, en cas de poussées d'herpès fréquentes, il faut diminuer la consommation de ces oléagineux, qui risquent de les aggraver.

NORADRÉNALINE

Neurotransmetteur (voir ce terme) impliqué dans l'éveil, la concentration, l'attention. Elle vous permet d'aller de l'avant, d'avoir envie d'entreprendre et quand elle commence à manquer, à la suite de stress prolongés et répétés, c'est l'état dépressif. Elle est fabriquée à partir d'un acide aminé : la tyrosine.

OBÉSITÉ DE L'ENFANT

Elle est en augmentation constante, ce qui est inquiétant, car elle prédispose ces enfants obèses aux maladies cardio-vasculaires et au diabète et réduit leur espérance de vie. Elle touche 11 % des garçons et 15 % des filles de 9 à 10 ans. S'il existe incontestablement une prédisposition génétique à l'obésité, l'augmentation actuelle est liée essentiellement à des erreurs alimentaires qu'il faut inclure dans un contexte plus global de mode de vie :

- surabondance d'aliments gras et sucrés ;
- enfants restant seuls chez eux (mercredi après-midi) ;
- parents trop occupés pour préparer des repas ;
- publicité télé destinée aux enfants et créant des besoins de produits « surcaloriques » ;
- développement de la restauration rapide.

Tout cela contribue :

- au grignotage ;
- à l'excès de sucreries (barres chocolatées, biscuits sucrés, laitages sucrés, sodas et jus de fruits sucrés) au détriment des fruits ;
- à l'excès de sucres lents (pâtes, riz, pommes de terre, pain) non accompagnés de fibres (légumes) ;
- à l'excès de graisses cachées (pain au chocolat, pain au lait et autres viennoiseries) ou non cachées, absorbées en regardant la télé (chips, cacahuètes, pistaches...) ou au cours du repas (poisson pané, frites, sauces, fromages à plus de 45 % de matières grasses) ;
- à l'absence de petit déjeuner ou à la limitation de celui-ci à un jus de fruit ou à un bol de lait.

Il existe, en outre, un facteur comportemental qui peut remonter à la petite enfance chez des bébés dont la maman angoissée a répondu aux pleurs par un biberon. Devant tout stress, ces enfants auront tendance à manger. Il faut éviter de gaver les nourrissons et sortir du schéma du beau bébé aux belles joues : ce schéma satisfait les grands-mères, mais est source d'obésité ultérieure.
Chez l'enfant prédisposé à l'obésité, il existe un rebond de poids vers l'âge de 4 à 5 ans et à la puberté si l'on n'y prend pas garde. Les cellules graisseuses vont se

multiplier, entraînant des difficultés ultérieures pour perdre du poids. Vous comprendrez qu'il est plus difficile de faire maigrir 5 000 cellules graisseuses que 1 000 ! Pour évaluer le surpoids de votre enfant, servez-vous de l'indice de masse corporelle (**IMC,** voir ce terme), qui est le poids en kg divisé par le carré de la taille (en m). Exemple : l'IMC d'un enfant qui pèse 48 kg pour une taille de 1m 54 est de 20,25 (48 : [1,54 x1,54] = 20,25)

À titre indicatif, voilà quels sont les indices de masse corporelle moyens et leur variation en fonction de l'âge :

Si votre enfant est en surpoids important vous pouvez :

1/ Modifier son alimentation :

- évitez les erreurs ci-dessus ;
- assurez-vous d'un petit déjeuner comportant un laitage (lait demi-écrémé, yaourt, fromage blanc à 20 %), des céréales (pain, biscottes, muesli sans sucre), un fruit (kiwi, mandarine) ;
- au déjeuner comme au dîner, donnez des crudités avec de la vinaigrette (et non pas de la mayonnaise), une viande, un poisson ou un œuf cuits sans matières grasses, un féculent au maximum une fois par jour, des légumes à chaque repas, un fruit, un laitage nature et une tranche de pain ;

Âge	**8**	**9**	**10**	**11**	**12**	**13**	**14**	**15**	**16**	**17**	**18**
Garçon	16,5	17	17	17,5	18	18,5	19,5	20	20,5	21	21,5
Fille	16,5	17	17	18	19	19,5	20,5	21	21,5	22	21,5

- quant au goûter, il doit associer un produit laitier à un fruit ou une tranche de pain beurrée, ou un fromage et une tranche de pain ;

Il faut, bien entendu, un suivi par un médecin nutritionniste, avec un objectif de perte de poids de 2 à 3 kg les premiers mois.

2/ Apporter des vitamines et des minéraux :

- sur le plan des apports minéralo-vitaminiques, l'alimentation actuelle apporte en grande quantité des protéines (responsables pour une grande part de l'accroissement de la taille des enfants), des sucres et des graisses saturées, mais elle est de plus en plus pauvre en vitamines, minéraux et acides gras essentiels. Donc, il y a, d'un côté, un apport trop riche en calories et, d'un autre côté, un apport trop pauvre en éléments nécessaires pour utiliser ces calories, les brûler (d'où le stockage et le surpoids) et pour faire fonctionner de façon optimale les défenses immunitaires et le cerveau. Il faudra donc apporter des multivitamines, des acides gras polyinsaturés et du fer (à distance des précédents).

Mon conseil

Prendre :

***Fumafer*® ,** 2 comprimés par jour,
ou ***Feromiel*® ,** 1 à 2 cuillères à café par jour selon l'âge, pendant 1 mois, en particulier pendant les périodes de croissance,
***Granions*® *de zinc*,** 1 ampoule par jour,
***Bioptimum Junior*® ,**

ou ***Azinc Junior*®,**
ou ***Gerimax Enfant*®,** 1 comprimé à croquer par jour,
***Juvamine vitamine C*®,** 1 comprimé par jour,
***Spasmag*®,** 1 à 2 gélules par jour en fonction de l'âge, à ouvrir et à mélanger aux aliments,
ou ***Magnéspasmyl*®,** 2 à 4 cuillères à café de granulés par jour en fonction de l'âge.

Enfin, et c'est d'une importance majeure, faites-les bouger ! Trajets à pied, vélo, sports collectifs, en privilégiant bien sûr leurs activités préférées, mais en diminuant le temps passé devant télé, jeux vidéo et ordinateur !

ŒSTROGÈNES

Hormones sexuelles féminines qui développent la glande mammaire, préparent l'utérus à la grossesse et agissent également au niveau du foie, des os, du cerveau et de la peau. Voir aussi **Femme.**

OLÉAGINEUX

On regroupe sous ce terme les noix, les noisettes, les amandes, les arachides, les olives, les avocats, les noix de coco et les graines de sésame et de tournesol.
Ils sont intéressants car sources de bonnes graisses (acides gras polyinsaturés pour les noix, noisettes et amandes, acides gras mono-insaturés pour l'avocat et les olives), de calcium, de vitamine E, de magnésium et de fibres.
Ils ne font pas grossir, à condition de savoir se limiter à une dizaine de fruits secs par jour.

Voir aussi **Noix, noisettes, amandes.**

OLIGO-ÉLÉMENTS

Nutriments minéraux dont l'organisme n'a besoin qu'en petite quantité (moins de 1 g pour un sujet de 70 kg). Ce sont des minéraux dont certains ne sont présents qu'à l'état de traces (vanadium, molybdène...) et d'autres en plus forte concentration (zinc, fer, sélénium…).
Tous les minéraux ne sont pas des oligo-éléments ; le calcium, le magnésium et le sodium par exemple sont des sels minéraux, mais ne sont pas des oligo-éléments, car on en trouve plus de 1 g chez un sujet de 70 kg.

ONAGRE

L'huile extraite de la plante *oenothera bienis* (onagre) procure un acide gras que l'on retrouve dans la bourrache : l'acide gamma-linolénique ou **GLA** (voir ce terme). Celui-ci est particulièrement intéressant pour ses propriétés anti-inflammatoires dans les phénomènes de syndrome prémenstruel. N'hésitez donc pas à l'utiliser en prévention à partir du 15e jour après le début de vos règles, jusqu'au 25e jour du cycle.

Mon conseil
Prendre :
***Onegyl*®,**
ou ***Eltéans*®,**
ou ***Bioléine*®,** 2 capsules matin et soir du 15e au 25e jour du cycle, associé au magnésium, à la vitamine B6, à la vitamine B12 et à la vitamine E.

ONGLES

Les ongles sont inspectés lors de la consultation de nutrithérapie car ils constituent la partie visible de l'iceberg en ce qui concerne certains éléments indispensables, zinc et cystéine, dont les déficits sont suspectés devant des ongles dédoublés, cassants, des taches blanches, des cheveux également fins et cassants ou qui tombent.

Quand vous présentez ce type de signes, il existe souvent un déficit profond en zinc et en cystine (un dérivé de la cystéine). Votre organisme sacrifie des zones qu'il ne considère pas comme de première importance (cheveux, ongles), dont il utilise les réserves en zinc et en cystine pour privilégier des fonctions essentielles.

Déficit en zinc

80 % des adultes dans nos pays ne reçoivent pas les apports quotidiens recommandés en zinc, qui est, en outre, le minéral le plus difficile à absorber et dont les besoins sont augmentés chez les hommes (qui d'ailleurs en perdent 1 mg à chaque éjaculât), chez les femmes sous pilule contraceptive, pendant la grossesse, pendant l'allaitement, chez les enfants en période de croissance, chez les personnes âgées.

Le zinc fait également défaut lors d'excès de produits laitiers, d'alcool, de café, de fibres, chez les insuffisants rénaux, lors d'interventions chirurgicales et lors de la prise de certains médicaments (fer, cimétidine, ***Captopril*** ®, certains diurétiques, adriamycine).

Le zinc étant nécessaire à la fabrication de la kératine, protéine qui constitue les phanères (cheveux et ongles), tout déficit va retentir sur les phanères, mais aussi sur les quelque 300 réactions enzymatiques qui fonctionnent grâce au zinc.

Le zinc est, en effet, indispensable à la multiplication cellulaire, et en particulier pendant la plus forte multiplication cellulaire de toute la vie : la grossesse.

Il est nécessaire à la croissance, au fonctionnement du système de défense, à la bonne santé de la trame osseuse, à la vision, au goût et à la sensibilité du cerveau à certains messages.

Déficit en cystéine

La cystéine est l'un des acides aminés les plus demandés par l'organisme. Elle est, en outre, excessivement fragile à l'oxydation par les rayonnements, les polluants et les radicaux libres, mais le zinc assure sa protection et tout déficit en zinc va accélérer sa destruction.

Outre la fabrication de la kératine, la cystéine sert :

- à fabriquer la substance la plus importante pour neutraliser les toxiques et les radicaux libres : le **glutathion** (voir ce terme) ;
- à fabriquer la taurine, qui permet d'éliminer les toxiques liposolubles dans la bile ;
- à stabiliser des protéines comme l'insuline ;
- à former le mucus ;
- à participer à la constitution de nombreux récepteurs membranaires. C'est dire là encore la nécessité de répondre à ces signes d'appel qui sont pour tout médecin nutrithérapeute le témoin de déficits plus profonds.

Mon conseil

Prendre :

***Bioptimum Cheveux*®**, 2 comprimés par jour,

ou **Œnobiol capillaire ®**, 2 dragées par jour.

OSTÉOPOROSE

L'ostéoporose, qui est une perte de trame osseuse et non pas une simple perte de calcium, entraîne des complications à type de fractures-tassements des vertèbres et des fractures du col du fémur, dont on prévoit un doublement dans les 50 prochaines années.

Elle est le plus souvent associée à la ménopause, en raison de la baisse de l'action des œstrogènes sur l'os trabéculaire (vertèbres), mais sa prévention la plus efficace se situe dans l'enfance, et en particulier pendant la période prépubertaire. Il faut, en effet, construire de l'os avec un capital total dans le corps qui va avoisiner les 1 à 1,2 kg de calcium à l'âge de 18 ans, masse que l'on se contente de maintenir ensuite par des apports équilibrés et un exercice physique régulier. Or, les études sur l'alimentation des adolescents sont formelles : les jeunes n'arrivent pas à fixer plus de 800 g de calcium, compte tenu de leur mode d'alimentation, ce qui va entraîner des risques plus importants de fractures lors de la pratique de sports de plus en plus à risque (roller, surf) et des risques d'ostéoporose plus grands en vieillissant.

Prise en charge de l'ostéoporose par la nutrithérapie

Au cours de l'enfance et de l'adolescence

Il faudra insister sur les produits laitiers, tout en réduisant la consommation de sodas. Ceux-ci apportent trop de phosphore, qui s'oppose à l'absorption du calcium ingéré.

Plus tard

La prévention nutritionnelle passe par la réduction des apports de sel, qui favorise la fuite urinaire du calcium, des apports potassiques suffisants, grâce aux légumes, et des apports calciques : yaourts, eaux minérales (type ***Contrex*®, *Hépar*®, *Talians*®**), crucifères (choux, brocolis), amandes et noix, poissons gras, fruits et légumes, qui, s'ils n'apportent pas de calcium en quantité remarquable, sont très importants, car ils réduisent l'excrétion urinaire du calcium de façon notable, par leur rôle neutralisant de l'acidité liée aux protéines animales.

La prévention passe donc par une augmentation des apports en calcium et une diminution des pertes, avec, bien sûr, un point particulièrement important : l'activité physique. Il faut comprendre que la tension exercée par les muscles sur les os par l'intermédiaire des tendons est l'un des principaux facteurs de maintien de la masse osseuse ; vous auriez tort de vous en priver.

Mon conseil

Lorsque la densité osseuse est inférieure à la normale, et à fortiori en cas d'ostéoporose constatée, la stratégie change radicalement, car il s'agit d'une course contre la montre et tous les moyens doivent être employés.

Sur le plan thérapeutique, à côté du traitement hormonal substitutif classique de la périménopause sont apparus des produits de plus en plus efficaces : les inhibiteurs de la résorption osseuse (biphosphonates) et les modulateurs de l'activité des récepteurs aux œstrogènes (***Evista*® , *Optruma*®**), qui, dans l'ensemble, et en fonction de leur tolérance, permettent d'améliorer nettement la masse osseuse.
Sur le plan nutrithérapique, prendre :

- du calcium,
- de la vitamine D, bien sûr, mais aussi
- du zinc,
- du magnésium,
- de la vitamine B6,
- de la silice, 15 à 30 mg par jour, et
- de la vitamine K, 10 mg une fois par semaine.

Un complexe homéopathique reminéralisant peut également vous aider à mieux fixer le calcium : **Ostéocynésine®**, 2 comprimés deux fois par jour.
Enfin, choisir des aliments qui diminuent la perte de trame osseuse : oignon, persil, aneth, tomate, ail, concombre, laitue.

OXYDATION

Perte d'un électron, qui se traduit par une perte de stabilité pour la molécule qui l'a perdu et qui va essayer de se stabiliser en en volant un à une autre molécule, qui va se retrouver oxydée à son tour, et ainsi de suite : d'où la nécessité, pour interrompre cette réaction en chaîne, de disposer de substances appelées antioxydantes.

OXYDORÉDUCTION

Échange d'électrons entre deux molécules. Ce mécanisme intervient dans la production d'énergie et doit être finement réglé par un équilibre entre oxydants et réducteurs. L'oxydation est une perte d'électrons, tandis que la réduction est un gain d'électron.

PARKINSON (maladie de...) ⚠

Maladie chronique du système nerveux qui associe rigidité, tremblement et perte de la mimique du visage à des degrés divers, et dans laquelle intervient l'oxydation des neurones. Les signes cliniques apparaissent quand 80 % des neurones du système dopaminergique sont détruits, ce qui explique la réponse thérapeutique incomplète à la dopamine. La présence d'un **stress oxydatif** (voir ce terme) important justifie de freiner l'évolution de cette maladie, par la mise en route d'un traitement associant toutes les substances actuellement identifiées comme étant des obstacles à cette progression.

Mon conseil

Prendre des multivitamines :
***Bioptimum Senior*®**, 2 comprimés par jour,
de la vitamine C, 1 g par jour,
de la vitamine E naturelle, 400 mg par jour,
du sélénium, 100 µg par jour,
des vitamines B, par exemple
***B Chabre*®**, 2 comprimés par jour, et
de la N-acétylcystéine, 2 g par jour,
***Immun'âge*®**, 2 sachets par jour.

PATHOLOGIE

Synonyme de maladie.

PEAU SÈCHE

L'hydratation de la peau dépend en partie de la qualité des acides gras qui entrent dans la composition des membranes cellulaires. Elle est, dans le même temps, le reflet de la qualité des membranes de tout l'organisme. Ce n'est donc pas un simple problème de peau, mais bien un déséquilibre profond qu'il s'agit de corriger, ce qui explique qu'une réponse simplement cosmétologique par des crèmes hydratantes soit incomplète. La cause peut venir :

• de vos choix alimentaires : trop d'acides gras saturés (fritures, pâtisseries, produits laitiers) ou pas assez d'acides gras mono-insaturés (huile d'olive) et polyinsaturés (huile de colza, poissons gras) ;

• d'une mauvaise utilisation des graisses une fois absorbées. Par exemple, l'acide linoléique de l'huile de tournesol est transformé en acide gamma-linolénique (GLA) par une enzyme qui fonctionne mal dans de nombreuses circonstances : déficit en zinc, excès de graisses saturées, excès de sucre, stress, après 45 ans ;

• d'une destruction accélérée des graisses sous l'effet d'un excès d'oxydation par les radicaux libres, entraînant une réaction en chaîne qui se propage tout au long de la membrane à la façon des quilles dans un jeu de quilles. L'exposition au soleil est, elle aussi, un facteur d'assèchement de la peau, par le biais d'un radical libre très particulier produit par les rayons ultraviolets (l'oxygène singulet). Le tabac, qui apporte 1 million de milliards de radicaux libres par bouffée de cigarette, a des effets particulièrement toxiques sur toutes les membranes cellulaires, et en particulier sur celles des cellules de la peau. Les chirurgiens le savent bien, eux qui rencontrent fréquemment des problèmes de cicatrisation chez les fumeurs.

De plus, l'altération de la qualité des membranes cellulaires affecte la communication des cellules avec les cellules voisines et avec l'ensemble de l'organisme.

Cela retentit au niveau :

• des défenses contre les affections virales, microbiennes et contre les champignons ;

• des réactions inflammatoires et allergiques qui sont amplifiées ;

• de la fluidité du sang, ce qui précipite les complications chez le diabétique.

En outre, la destruction des acides gras membranaires par excès d'oxydation dégage des résidus d'oxydation qui, tels des déchets, viennent se coller sur les gènes et les empêchent de fonctionner correctement, ouvrant ainsi la porte à des maladies plus graves.

Mon conseil

• Évitez les expositions prolongées au soleil,

• arrêtez le tabac,

• apportez des acides gras :

***Bioptimum Peau* ®,** 2 comprimés par jour,

ou ***Léro Procutane* ®,** 1 capsule par jour,

ou ***Actymine* ®,** 1 capsule par jour,

avec, si besoin, de la vitamine E naturelle (400 mg par jour).

PEPTIDE

Molécule constituée de plusieurs acides aminés. Plusieurs peptides constituent une **protéine** (voir ce terme).

PEROXYDATION LIPIDIQUE

Oxydation des graisses par les radicaux libres. De la même façon que quand vous laissez du beurre à l'air, il rancit, nos graisses exposées aux espèces oxygénées s'oxydent et nous rancissons sur pied... et cela ne s'arrange pas avec l'âge. Les dérivés de cette oxydation peuvent venir se fixer sur nos gènes et perturber leur fonctionnement.

PESTICIDES

Produits chimiques utilisés par l'agriculture conventionnelle pour se débarrasser des moisissures, virus, bactéries et autres éléments nuisibles pour les cultures. Il en existe plus de 900 actuellement et, si tout se passe bien, moins de 600 dans un proche avenir. Ils sont soupçonnés de toxicité sur plusieurs plans :

• sur le plan hormonal, jouant un rôle proche de celui de certaines de nos hormones, ils viennent perturber le système endocrinien ;

• sur un plan carcinologique : ils sont soupçonnés de favoriser certains cancers (formaldéhyde, herbicides chlorophénoxylés, nitrofène...) ;

• sur le plan de la fertilité : certains agents sont reconnus comme facteurs de baisse de la fertilité masculine et d'autres sont soupçonnés dans les problèmes de croissance pendant la vie fœtale et sur le risque de décès in utero ;

• enfin, ils seraient aussi impliqués dans certaines maladies neurologiques.

PLAQUETTE

Cellule du sang qui empêche les saignements et colmate les brèches, mais qui, à l'inverse, peut boucher un vaisseau sanguin. Elle utilise les graisses de l'alimentation pour former du thromboxane, substance favorisant les amas de plaquettes entre elles et pouvant, en cas d'excès, déboucher sur une tendance à la formation de caillots. Dans ce cas, la modification des graisses membranaires par l'utilisation de certaines sources d'acides gras (onagre, poissons gras) peut redonner au sang une certaine fluidité.

POIDS

Voir **Régimes amincissants, Obésité de l'enfant.**

POLLUTION

Voir **Stress oxydatif, Métaux lourds et Syndrome d'hypersensibilité chimique.**

POLYARTHRITE RHUMATOÏDE ⚠

Maladie inflammatoire chronique évoluant par poussées inflammatoires douloureuses vers la déformation des articulations touchées et cause d'invalidité majeure qui nécessite impérativement une consultation médicale.

La responsabilité de l'intestin dans sa survenue est soupçonnée, essentiellement par passage à travers un intestin enflammé et fragilisé de protéines étrangères, qui vont secondairement déclencher une agression de l'immunité (anticorps) contre les protéines qui composent nos articulations.

Prise en charge par la nutrithérapie

En plus des traitements classiques prescrits par votre médecin, il va falloir aborder cette pathologie à la fois en modifiant votre alimentation et à l'aide de **compléments alimentaires** (voir ce terme).

Sur le plan de l'alimentation

Il est conseillé d'éviter produits laitiers, café, tabac, alcool, sucres raffinés, excès de viande rouge et tout supplément en fer. L'inflammation étant entretenue par le type de graisses que vous absorbez, il faudra réduire les graisses saturées (produits laitiers, viennoiseries, fritures) et insister sur les graisses de la série omega 3 : huile de colza, margarine ***Primevère*® ,** poissons gras (thon, hareng, encornets, maquereau, sardine), en évitant de les faire trop cuire pour ne pas endommager les graisses qui s'oxydent à la chaleur du four (préférer les marinades).

Mon conseil

Prendre des huiles de poisson :
***Synerbiol*®,** 3 capsules par jour,
ou ***Léro Rhu*®,** 1 capsule par jour, et
***Magné-B6*®,** 4 comprimés par jour,
des antioxydants :
***Bioptimum ARL*®,** 2 comprimés par jour,
ou ***Léro Superoxylase*®,** 1 capsule par jour,
ou ***Clédist*®,** 1 gélule par jour,
***Cartilamine*®,** 3 comprimés par jour,
***Piasclédine*®,** 1 gélule par jour,
de la chondroïtine sulfate :
***Structum 500*®,** 2 gélules par jour,
ou ***Chondrosulf*®,** 2 gélules par jour, et
***Lactéol fort*®,** 6 gélules par jour.

PRÉCURSEUR

Substance qui permet de fabriquer une autre substance dans l'organisme, à condition que les systèmes enzymatiques fonctionnent correctement et que leurs coenzymes (vitamines et minéraux) soient présents en quantité suffisante.

PROBIOTIQUES

Ce sont des micro-organismes qui améliorent l'équilibre de la flore intestinale et qui, par ce biais, améliorent l'état de santé du système immunitaire. Il est certain que les milliards de bactéries qui vivent dans notre intestin (10 fois plus que de cellules dans tout le corps) mériteraient qu'on se penche un peu sur elles, car elles sont plutôt malmenées par les habitudes alimentaires et les traitements antibiotiques ingurgités en quantité. La muqueuse intestinale, en plus de son rôle d'absorption sélective des aliments, est censée, dans le même temps, interdire l'accès aux molécules étrangères et, par le biais de la flore, nous défendre contre l'arrivée d'autres microbes. Or, il s'agit d'une muqueuse fragile, que nous avons pris l'habitude d'agresser par les modifications que nos industriels de l'agro-alimentaire font subir à nos aliments et par des traitements médicamenteux de plus en plus agressifs. Il en résulte une muqueuse inflammatoire parsemée de lésions, par lesquelles s'engouffrent des protéines étrangères source de maladies auto-immunes.

Pourquoi en prendre ?

La restauration de cette barrière fondamentale doit être l'un des objectifs prioritaires de toute médecine préventive, par

une utilisation plus largement répandues des probiotiques.
Les plus fréquemment utilisés sont les lactobacilles (bulgaris, acidophilus, caséï), les bifidobactéries (longum, bifidum, breve...) et les levures.

Qui peut en prendre et quand ?

• En cas d'allergie au lait chez l'enfant ;
• lors de la prise d'antibiotiques ;
• dans toute maladie inflammatoire de l'intestin avec gaz ;
• en cas de ballonnements, diarrhée, constipation et à fortiori en cas de maladie de Crohn ;
• en complément des traitements dans l'ulcère de l'estomac ou du duodénum et dans les cirrhoses ;
• dans les maladies auto-immunes ;
• et de façon plus générale dans toute maladie inflammatoire chronique (en particulier articulaire).

Comment en prendre ?

Les probiotiques sont présents dans certains produits laitiers (au bifidus, au caséï) et peuvent être pris à distance des repas (1 heure avant ou 2 heures après) sous forme de gélules :
Ultralevure ®,
Lactéol fort ® ou, encore plus efficace,
Ergyphillus ®.
Prendre par exemple ***Lactéol fort*** ®, 3 gélules dans la matinée et dans l'après-midi sur 2 mois, à renouveler selon la pathologie.

PROSTAGLANDINES

Substances dérivées d'acides gras essentiels (acides linoléique et linolénique) qui se comportent comme des hormones et qui interviennent au niveau de la contraction des vaisseaux sanguins et des bronches, de la fluidité du sang. Leur équilibre peut être modifié par les apports alimentaires, soit défavorablement en cas d'excès de graisses saturées (charcuteries, fromages, viennoiseries, fritures), soit favorablement en cas de prise régulière de certaines huiles (colza), d'amandes et autres noix, ainsi que de poissons gras.

PROSTATE

Parmi les antioxydants qui peuvent être utiles en prévention du cancer de la prostate, une mention particulière doit être faite au gamma-tocophérol, qui possède en plus une action anti-inflammatoire et antiproliférative, par le biais de l'inhibition de certaines enzymes, dont l'expression est constamment augmentée dans les cancers.
Le blocage, même léger, du récepteur aux œstrogènes est aussi particulièrement intéressant par le biais des phytœstrogènes.

Mon conseil

Prendre, en plus des traitements classiques prescrits par votre médecin :
Gydrelle Phyto ®, 2 gélules par jour,
Tadenan ®, 2 capsules par jour,
Permixon ®, 2 gélules par jour,
Dermorelle ®, 1 capsule par jour,
Bioptimum Homme ®, 2 comprimés par jour,
ou ***Normalite 1 000*** ®, 2 gélules par jour,
ou ***Azinc*** ®, 1 comprimé par jour, et
Prostabiol ®, 2 capsules par jour au petit déjeuner.

PROTÉINES

Les protéines constituent le matériau de base de la vie et de notre corps : elles permettent de fabriquer les os, les muscles et toutes les cellules, depuis le neurone en passant par la cellule de foie, de rein, d'ovaire, etc.

Pour pouvoir reconstituer ses propres protéines, l'organisme est obligé de détruire celles apportées par l'alimentation et de les digérer en petits morceaux appelés **acides aminés** (voir ce terme), qui vont pouvoir traverser la barrière intestinale.

Parfois, quand l'intestin est très irrité et en mauvais état, il laisse passer des morceaux plus gros de protéines, voire des protéines entières, qui vont déclencher une réaction de défense du système immunitaire contre ces protéines étrangères. Quand les anticorps formés au cours de cette réaction de défense trouvent dans l'organisme des protéines qui ressemblent beaucoup aux protéines étrangères, ils peuvent faire une erreur et attaquer nos propres protéines : c'est la maladie auto-immune, qui peut toucher la thyroïde, les articulations, les reins.

Les principales sources alimentaires

La valeur d'une protéine dépend du nombre d'acides aminés essentiels qu'elle va fournir une fois découpée en « morceaux » : les protéines animales sont à ce titre de plus grande valeur que les protéines végétales, avec une valeur maximale attribuée au blanc d'œuf (valeur biologique de 100).

Sources animales :
- viande : 15 à 25 %, soit 15 à 25 g de protéines pour un steak de 100 g,
- charcuterie : 10 à 20 %,
- fromage : 15 à 40 %,
- œuf : 13 %,
- poisson : 15 à 25 %,
- fromage blanc : 8 à 10 %,
- lait : 3,5 %.

Sources végétales :
- céréales : 8 à 12 %,
- légumineuses : 20 à 25 %,
- oléagineux : 20 à 25 %.

Comment en prendre ?

Les apports quotidiens doivent être d'environ 1 g par kg de poids corporel, soit 60 g pour une femme de 60 kg et 80 g pour un homme de 80 kg. Ces apports sont très souvent dépassés avec notre mode d'alimentation, au profit des protéines animales, qui ont l'inconvénient d'encrasser nos cellules et d'acidifier notre organisme, source de douleurs musculaires et articulaires. Il est donc préférable d'associer les apports protéinés en insistant sur les légumineuses, sur les céréales complètes et sur les amandes, noix et noisettes, tout en ne délaissant pas totalement les produits animaux, qui vont venir apporter les acides aminés qu'on ne trouve pas dans les protéines végétales.

Quand en prendre ?

La croissance et la grossesse sont des circonstances au cours desquelles on peut augmenter les apports tout en surveillant la courbe de poids et dans certains sports où il peut être nécessaire d'augmenter la masse musculaire. Quant à la personne âgée, elle a les mêmes besoins que l'adulte pour lutter contre la fonte musculaire et l'ostéoporose.

Q10

La Q10 n'est pas autorisé à la vente en pharmacie en France.

La coenzyme Q10 ou « ubiquinone » est une substance liposoluble qui intervient dans la production d'énergie au niveau de la mitochondrie et qui protège les graisses circulantes de l'oxydation. Elle va donc intervenir préférentiellement dans les cellules à forte demande énergétique, et en particulier dans la cellule cardiaque : à ce titre, elle peut redonner de la vigueur à un cœur malade et devrait faire partie de l'arsenal thérapeutique cardiologique. D'un autre côté, s'opposant au dépôt des graisses dans la paroi des artères en empêchant leur oxydation, elle devient un antioxydant de premier plan en cardiologie : 5 fois plus puissant que la vitamine E, elle est l'antioxydant de prédilection du « mauvais » cholestérol (LDL cholestérol).
Parmi ses autres indications, on a montré son efficacité dans la maladie parodontale (voir **gencives**), dans la prévention des dégâts liés au soleil et dans la prévention des dégâts neuronaux de la maladie de Parkinson comme dans la maladie d'Alzheimer. Une étude récente fait état d'améliorations significatives dans la maladie de Parkinson, mais à fortes doses (jusqu'à 1,2 g par jour). Enfin, administrée avant la vaccination contre l'hépatite B, elle a permis d'augmenter de 57 % le taux des anticorps fabriqués à la suite de la vaccination.

Les principales sources alimentaires

Les apports sont assurés, d'une part, par l'alimentation (en particulier par le cœur, les rognons et la viande rouge), et d'autre part, par la fabrication dans l'organisme en fonction des besoins.

RADICAUX LIBRES

Ce sont des molécules qui sont issues de l'oxygène après ajout ou perte d'un électron, ce qui leur confère une certaine instabilité. Pour se stabiliser à nouveau, la molécule va s'emparer d'un électron ou en céder un à une molécule voisine, la déstabilisant à son tour. Quand cette molécule voisine est une graisse, elle est alors oxydée et les produits de l'oxydation vont venir se fixer sur les gènes, perturbant alors leur fonctionnement. En outre, quand la réaction en chaîne touche les graisses qui composent la membrane cellulaire, celle-ci peut être sérieusement endommagée. Quand c'est une protéine, elle va être modifiée dans sa forme, devenir inactive et même risquer d'être attaquée par les anticorps qui ne la reconnaissent plus, et donc ne la tolèrent plus.
Parfois cela touche un sucre et une protéine, produisant un agglomérat des deux (réaction de Maillard) qui vient encombrer la cellule et la polluer.
La cascade de production de radicaux libres dans l'organisme est finement contrôlée, d'une part, par différentes enzymes, et d'autre part, par des antioxydants apportés par les aliments.
Il arrive fréquemment que ces radicaux libres soient produits en excès et que l'organisme, ainsi débordé, ne puisse plus lutter et réparer les dégâts : ce type de situation constitue le **stress oxydatif** (voir ce terme).

RADIOTHÉRAPIE

N'oublions pas que la première source d'irradiation, après celle d'origine naturelle provenant de certains sols, est celle des examens radiographiques et qu'il n'est pas recommandé de les multiplier. Les lésions des gènes qu'ils ne manquent pas d'entraîner vont nécessiter la mise en route des systèmes de réparation, et, si vous êtes déjà fatigué et fragilisé, vous risquez de moins bien réparer, et donc d'accumuler des mutations, point de départ des cellules cancéreuses.

L'autre source d'irradiation est la radiothérapie classique, qui a pour but de détruire une tumeur ou des métastases. Elle est certainement efficace et nécessaire, mais elle réalise un véritable bombardement des tissus et un **stress oxydatif** (voir ce terme) majeur. Celui-ci est, bien entendu, intentionnel au niveau de la tumeur, mais il est également subi par tous les tissus traversés. Il va donc falloir majorer les apports de substances antioxydantes et appliquer sur la peau des crèmes réparatrices.

Mon conseil

Prendre :

Bioptimum Peau ®, 2 comprimés par jour,
Chondrosulf 400 ®, 2 comprimés par jour,
Bio-Sélénium ®, 3 capsules par jour,
Daflon 500 ®, 6 comprimés par jour,
Prêle Boiron ®, 3 gélules par jour, et
N-Acétylcystéine ®, 1 gélule par jour, et appliquer localement :
Pommade au Calendula par Digestion ®
ou ***Aloplastine ®,***
ou ***Avibon ®,***
ou ***Biafine ®.***

RÉCEPTEUR

Situé sur la membrane des cellules, le récepteur permet la réception des messages qui provoquent des changements à l'intérieur de la cellule.

RÉGIME CRÉTOIS (ou régime méditerranéen)

Quand on compare la mortalité cardiovasculaire entre les différents pays, on relève des inégalités évidentes, avec beaucoup moins d'infarctus à Toulouse qu'à Lille, et, d'une façon plus générale, une plus grande protection pour les pays du Sud de l'Europe par rapport à ceux du Nord ou aux États-Unis (jusqu'à moins 53 % de mortalité entre l'Italie et la Finlande). Cela a permis de mettre en lumière les bienfaits du régime méditerranéen, mais de montrer aussi, que, même autour de la Méditerranée, il existe des inégalités, avec un record de protection pour une petite île : la Crète. Le secret de cette protection réside dans une combinaison d'aliments que l'on identifie maintenant comme étant particulièrement riches en antioxydants, en vitamines, minéraux et en graisses mono-insaturées (huile d'olive). Tous ces éléments se trouvent dans les fruits et les légumes que les Crétois consomment en plus grande quantité encore que les habitants des autres pays méditerranéens. Il s'agit de l'utilisation quotidienne de l'ail, de l'oignon et des herbes aromatiques, de la consommation également plus impor

tante de céréales peu raffinées (pain, semoule, boulghour, riz, pâtes, couscous) et de légumineuses (lentilles, haricots, pois chiches).
Les produits laitiers sont représentés par les fromages et yaourts de chèvre et de brebis. Les graisses sont apportées par l'huile d'olive non raffinée, par les poissons, le pourpier et les escargots. Enfin, le vin rouge, consommé quotidiennement et à petite dose, ainsi qu'un exercice physique quotidien de marche, viennent compléter la protection du cœur et des vaisseaux.
En conclusion : plus de poisson, moins de viande, plus de fruits et de légumes, plus de céréales, de l'huile d'olive comme seul corps gras rajouté, bien sûr moins de sucre, moins de sel, moins de lait de vache, de viande rouge et l'absence de friture… contribuent à moins d'hypertension, d'accidents vasculaires cérébraux, d'infarctus, et sans doute moins de cancers et un vieillissement général mieux contrôlé.

RÉGIMES AMINCISSANTS

Il existe incontestablement une forte augmentation des problèmes de poids, qui atteindraient pas loin de 30 % des sujets, avec un peu moins de 10 % d'obèses (8 millions d'obèses en France). Les causes sont diverses, avec certes une part importante du mode d'alimentation, mais également de la fréquence des repas avec tendance au grignotage (devant la télé), de la déstructuration du repas avec, comme aux États-Unis, des gens qui consomment du fast-food toute la journée avec un apport important en graisses saturées et en sucreries.
Or, l'excès de poids n'est pas un simple problème esthétique, c'est aussi un risque plus élevé de maladie cardio-vasculaire chez l'homme et chez la femme, un risque plus important d'arthrose des hanches et des genoux, de problèmes veineux, de calcul de la vésicule et de certains cancers (sein, utérus).

Prise en charge thérapeutique

La conduite à tenir dans ces cas repose autant sur les thérapies comportementales, pour modifier des comportements anormaux, que sur une rééducation nutritionnelle chez un nutritionniste.
Sachez que 45 % des femmes suivent un régime et que, malheureusement, 90 % vont reprendre leurs kilos dans les 5 ans !
Pour ce qui est de la stratégie de lutte contre l'excès de poids, il faut avoir en tête deux choses : les sorties et les entrées de calories.
Pour ce qui concerne les sorties, les stocks de graisse en excès ne s'évaporent pas, pas plus qu'ils ne peuvent être éliminés dans les urines sous l'effet de draineurs. Vous ne pouvez les perdre qu'en les brûlant au sein des cellules musculaires, et donc, même si vous n'aimez pas faire de sport, l'exercice physique est incontournable, sinon le poids que vous perdrez sera celui de la masse dite « maigre », c'est-à-dire du muscle, et, quand vous reprenez du poids, vous reprenez de la graisse. C'est le phénomène du Yo-Yo, qui non seulement aboutit à moins de masse musculaire et à beaucoup de gras, mais, en plus, est accompagné d'un risque propre de maladie cardio-vasculaire.

Quant aux entrées, vous allez bien sûr chercher à les réduire, mais l'organisme ne l'entend pas de cette oreille. Il va réagir à la restriction alimentaire en limitant ses dépenses, en se mettant au ralenti et, le jour où vous allez craquer et où vous allez reprendre une alimentation normale sans excès, votre organisme va saisir cette chance de pouvoir reconstituer ses stocks et vous allez reprendre du poids (et surtout de la graisse).

Quel régime choisir ?

Beaucoup de solutions vous sont proposées chaque année à l'approche de l'été, mais les gens en surpoids savent pertinemment que ce n'est pas un problème estival, mais le problème de toute une vie. Parmi toutes les solutions, existe la diète protéinée (type ***Insudiet*®, *Protimine*®...**). Si vous avez beaucoup de poids à perdre, vous pouvez éventuellement passer par ce biais. C'est une cure de protéines pendant une période limitée, avec, là aussi, des apports vitaminiques et minéraux (potassium, magnésium, calcium) pour faciliter la combustion des graisses. L'avantage est le résultat assuré et la rapidité. L'inconvénient est le trop gros écart entre votre alimentation habituelle et ce type de régime. Seules les personnes capables d'une très grande rigueur dans le contrôle de leur alimentation après le régime vont réussir à maintenir leur perte de poids.

Une autre solution : le régime hypocalorique. C'est à la fois le comble de la frustration pour des personnes qui aiment manger et un régime trompeur. Vous allez vous serrer la ceinture, supprimer, comme dans certains régimes célèbres, tout sucre et tout gras. Le résultat est que vous allez, dans un premier temps, vider votre foie de ses stocks de sucre de réserve (glycogène), ce qui s'accompagne d'une perte d'eau (3 g d'eau pour 1 g de glycogène). La balance va donc vous faire plaisir, mais à priori vous souhaitiez perdre du gras et pas de l'eau. En plus, cela prive votre cerveau de son carburant principal, le sucre (200 à 300 g lui sont nécessaires chaque jour).

À terme, cela ne marche pas, car votre organisme se sera mis en position d'attente pour des jours meilleurs... qui finiront par arriver. Et là, les kilos vont remonter en flèche !

Enfin, tout régime qui réduit le nombre de calories doit être accompagné d'une supplémentation de vitamines et de minéraux, pour ne pas tomber dans la malnutrition et pour s'assurer que les opérations chimiques qui permettent de brûler les graisses reçoivent suffisamment de vitamines et de minéraux pour être efficaces. C'est pourquoi il n'existe pas de solution miracle. Mieux vaut un régime qui colle avec vos envies et votre faim, quitte à vous faire suivre de près par un médecin nutritionniste ou par un milieu de surveillance et d'entraide mutuelle (type ***Weight watcher*** ®). Votre régime doit vous permettre, d'une part, une alimentation quasi normale, et d'autre part, une surveillance régulière, gage de succès à long terme.

Mon conseil

Faites trois repas équilibrés.

Petit déjeuner :

- jambon maigre ou œuf ou galette de riz complet,
- yaourt au soja,

• thé,
• fruit (kiwi, mandarine, pamplemousse, orange).

Déjeuner (sans pain et en buvant de l'eau) :
• salade ou crudités (vinaigrette à l'huile d'olive),
• viande maigre, volaille ou poisson,
• légumes,
• fruit.

Dîner :
• salade ou soupe de légumes,
• légumes,
• viande blanche, jambon,
• yaourt.

Une ou deux fois par semaine, en fonction de votre activité, des féculents (riz, pâtes, pommes de terre, lentilles), toujours accompagnés de légumes en plus grosse quantité que les féculents.

N'hésitez pas à couper votre faim par une collation en milieu de matinée et en milieu d'après-midi : quelques amandes, une demi-pomme, un yaourt et de l'eau, cela vous permettra d'arriver chez vous sans faim, et donc d'éviter de vous jeter sur tout ce qui passe, car, dans ce cas, on va plus volontiers vers des aliments qui font grossir : alcool, saucisson, fromage, pain, viennoiserie.

Le meilleur coupe-faim est sans aucun doute le sport avant un repas, et c'est aussi le moyen le plus efficace pour perdre du poids !

Pensez aussi que la combustion des aliments exige une quantité optimale de vitamines et de minéraux, qui sont toujours déficitaires dans le cadre d'un régime. Prendre :
• des multivitamines comprenant de la vitamine C, 1 g par jour,
• du magnésium, 200 mg par jour,
• de la vitamine B6,

Bioptimum Minceur®, 3 comprimés par jour, et certaines plantes comme ***Garcinia cambogia Arkogélules®***, 3 gélules par jour à prendre 1 heure avant les repas.

RÈGLES (troubles des...)

Les troubles des règles sont liés le plus souvent à un déséquilibre ente les deux hormones fabriquées par les ovaires, œstrogènes et progestérone. Il s'ensuit un ensemble de symptômes qui vont de la prise de poids aux règles douloureuses, en passant par les troubles de l'humeur. En dehors de la classique prise de progestérone ou de doses homéopathiques de ***Folliculinum 15 CH*** (1 dose au 7e et 1 dose au 14e jour du cycle), il y a un certain nombre de micronutriments qui vont vous aider à mieux vivre cette période. En premier lieu, le magnésium, qui fait fonctionner la petite pompe qui aide l'eau à sortir de vos cellules. La perte de magnésium en excès pendant ces périodes a pour conséquence de laisser l'eau à l'intérieur des cellules. Cela explique que les seins se tendent, le ventre gonfle et que vous preniez 1 ou 2 kg. Il faut prendre du magnésium pour faire sortir l'eau des cellules. Ensuite, la vitamine B6, et surtout en cas de douleur, l'**huile d'onagre** (voir ce terme), sous forme de capsules à prendre du 15e au 28e jour du cycle. Son effet peut être majoré par la vitamine B12 et par la prise de calcium (1,2 g par jour).

Mon conseil
Prendre :
***Bioptimum Stress* ®,** 4 comprimés par jour,
ou ***D-Stress* ®,** 4 comprimés par jour,
***Bio-Borago* ®,** 4 capsules par jour,
ou ***Eltéans* ®,** 4 capsules par jour.
Si les symptômes persistent, ajouter :
***B12 Gerda* ®,** 1 comprimé sous la langue par jour, et
***Spasmag* ®,** 4 gélules par jour.

RÉTINE

Membrane du fond de l'œil constituée de cellules nerveuses qui reçoivent la lumière et la transmettent au nerf optique. Leur oxydation a lieu à la suite d'excès de soleil, de tabac et finit par entraîner la redoutable dégénérescence maculaire liée à l'âge (**DMLA,** voir ce terme).

RHUME

La fréquence croissante des rhumes s'explique par les conditions de vie : climatisation, chauffage excessif, pollution extérieure.
Pour augmenter vos défenses tout en renforçant vos muqueuses, prendre, avant toute chose, de la vitamine C, qui permet d'écourter l'évolution des rhumes, de prévenir le rhume suivant et qui évite d'épuiser sa propre réserve en vitamine C. Prendre également du zinc, qui possède une action antivirale, très utile compte tenu de l'augmentation de ce type d'affection, et très ponctuellement du cuivre pendant la durée du rhume.
Ne pas oublier les lavages de nez, très importants pour permettre de débarrasser la muqueuse des polluants et autres impuretés qui s'y déposent.

Mon conseil
Prendre :
de la vitamine C à croquer, 500 mg, 2 comprimés à la fin de chaque repas,
***Influzinc* ®,** 4 comprimés par jour,
***Oligogranul Cuivre* ®,** 2 comprimés 2 à 3 fois par jour, et, en lavage nasal,
***Oligorhine* ®**
ou ***Rhinargion* ®.**

RISQUE (facteurs de…)

Les facteurs de risque favorisent l'apparition des maladies. On va les rechercher à l'interrogatoire pour traiter préventivement et pour orienter la surveillance ultérieure. Les facteurs les mieux connus sont ceux qui concernent les maladies du cœur et des vaisseaux : tabac, hypertension artérielle, surpoids, cholestérol, sédentarité, diabète.

• S • T • U • V •
• W • X • Y • Z •

SCLÉROSE EN PLAQUES ⚠

Maladie du système nerveux nécessitant un traitement médical, évoluant par poussées et liée à la perte de plaques de myéline (gaine qui entoure les nerfs). Elle mérite, du fait de sa sévérité potentielle, une remise en question du mode de vie (avec moins de stress) et du mode d'alimentation, avec arrêt des produits laitiers, réduction des protéines animales et augmentation de la consommation de poissons (gras en particulier), de fruits et de légumes.

Mon conseil

Prendre en plus du traitement classique prescrit par votre médecin :
des antioxydants :
Bioptimum ARL ®, 2 comprimés par jour, ou ***Léro Superoxylase ®,*** 1 capsule par jour,
des graisses polyinsaturées :
GLA ®, 4 capsules par jour au cours des repas,
ou ***Synerbiol ®,*** 2 capsules par jour,
du magnésium et des vitamines du groupe B :
Bioptimum Stress ®, 4 comprimés par jour.
On se fera aider par l'hydrothérapie du côlon, qui permet d'éliminer les toxines de l'intestin.
Et, de façon systématique, prendre des probiotiques :
Lactéol fort ®, 6 gélules par jour loin des repas,
ou ***Ultralevure ®,*** 6 gélules par jour.

SÉLÉNIUM

Des sols de plus en plus pauvres en sélénium ont conduit à des apports alimentaires de plus en plus bas dans les pays d'Europe occidentale. Les études les plus récentes vont toutes dans le même sens : elles révèlent qu'il y a des risques plus élevés de cancers lorsque les apports en sélénium sont trop bas.

Les principales sources alimentaires

- Les champignons (350 à 1 900 µg pour 100 g),
- le poisson (200 µg pour 100 g),
- les moules (300 µg pour 100 g),
- le lapin (160 µg pour 100 g),
- la viande (100-120 µg pour 120-150 g),
- les saucisses (60-70 µg pour 3 saucisses).

Quels sont les besoins ?

On les a estimés à 75 µg par jour, mais la plupart des études montrent qu'il faut idéalement apporter entre 100 et 200 µg par jour pour que tous les systèmes qui utilisent le sélénium fonctionnent au mieux.

Pourquoi en prendre ?

Il active l'un des principaux enzymes de neutralisation des radicaux libres (la glutathion peroxydase), qui a besoin du sélénium pour agir. Plus précisément, cet enzyme a besoin de 100 µg par jour pour son bon fonctionnement.
Si vous neutralisez efficacement les radicaux libres, vous réduisez le nombre de cassures et de mutations de vos gènes, et donc le nombre de cancers. À titre d'exemple dans une vaste étude (Health Professionals Follow-up Study) portant

sur 33 737 hommes suivis de 1987 à 1994, la prise de sélénium (200 µg par jour) a permis une réduction de 63 % du nombre de cancers de la prostate. Certains pays du nord de l'Europe, comme la Finlande, ont d'ores et déjà commencé à complémenter les sols en sélénium par le biais des engrais. Une grande étude, l'étude Precise (Prevention of cancer with selenium in Europe and America), portant sur 42 000 personnes, est en cours pour démontrer l'effet préventif de cet élément sur le cancer. Les résultats seront connus en 2007. Dans ce domaine de prévention du cancer, les études les plus récentes insistent sur le rôle du sélénium à tous les niveaux de la signalisation cellulaire, rôle qui pourrait être plus imporant encore que sa participation aux défenses antioxydantes.
Le sélénium joue également un rôle dans la neutralisation des métaux lourds (mercure) que nous absorbons sans le savoir et qui polluent notre organisme.
Il contribue à la protection des membranes des cellules et à la régulation de l'activité des plaquettes sanguines, qui réparent les brèches dans nos vaisseaux, mais qui peuvent aussi les boucher en formant un caillot.
Enfin, moins bien comprise quoique essentielle est son intervention sur le fonctionnement des spermatozoïdes, où il jouerait un rôle dans la structure même du spermatozoïde. À ce titre, il joue un rôle indispensable dans la fertilité de l'homme.

Normalement présent au sein de toute association antioxydante bien conçue, il existe également associé à de l'huile de germe de blé et à de la vitamine E : ***Bio-Sélénium* ®,** 3 capsules par jour ou associé à des vitamines A , C et E : ***Sélénium ACE* ®,** 1 capsule par jour ou associé à des vitamines ACE et minéraux zinc et magnésium : ***Bioptimum ARL* ®,** 2 comprimés par jour, ou seul : ***Sélénium Oligosol* ®,** 1 ampoule par jour, ou ***Microsol sélénium* ®,** 3 ampoules par jour.

SÉROTONINE

Neurotransmetteur impliqué dans le contrôle des pulsions et de l'agressivité, fabriquée à partir du tryptophane et de la vitamine B6. Elle sert elle-même à fabriquer la mélatonine dans la glande pinéale. Si vous manquez de sérotonine, vous allez présenter un ou plusieurs des symptômes suivants : anxiété, irritabilité, attirance pour le sucré, le tabac, l'alcool, colères faciles, tendance à la violence, attrait pour les émotions fortes, sursauts au moindre bruit. Comme l'acide aminé qui sert à fabriquer la sérotonine (le tryptophane) est l'un des plus difficile à trouver pour le cerveau, on comprend la fréquence de ce type de troubles dans nos consultations. Le traitement à suivre est le même que celui indiqué pour le **stress** (voir ce terme).

SIDA ⚠

Maladie virale avec effondrement des défenses immunitaires, dans laquelle existe un énorme **stress oxydatif** (voir ce terme) que l'on prendra en charge le plus tôt possible.

Mon conseil

Prendre, en plus des traitements classiques prescrits par votre médecin :

des antioxydants :
***Bioptimum ARL*®**, 2 comprimés par jour en fin de petit déjeuner,
ou ***Antiox*®**, 4 comprimés par jour,
ou ***Clédist*®**, 2 gélules par jour,
de la vitamine A :
***Avibon*®**, 1 capsule par semaine,
des vitamines du groupe B :
***B Chabre*®**, 2 comprimés par jour,
de la papaye fermentée :
***Immun'âge*®**, 2 sachets par jour,
en évitant les oxydants : fer, cuivre et lithium.

SILICIUM

Les principales sources alimentaires

On trouve le silicium dans certaines eaux minérales, la bière, les céréales complètes et dans la prêle.

Pourquoi en prendre ?

Élément fondamental du tissu conjonctif, il contribue à la synthèse des collagènes, à la minéralisation de la matrice osseuse et à la santé des artères. En outre, il permet de bloquer des métaux lourds, comme l'aluminium, protégeant ainsi le cerveau et l'os de la toxicité de ce métal.

Qui peut en prendre ?

Il mérite d'être pris en complément lors de toute agression du tissu conjonctif, que ce soit lors de la chirurgie, en protection cardio-vasculaire, dans l'ostéoporose, dans les fractures, dans les algodystrophies, dans les problèmes de déchaussement des dents et aussi dans le cancer.

Comment en prendre ?

***Prêle Boiron*®**, 3 gélules par jour.

SOLEIL (prévention des méfaits du...)

D'un diamètre de 1,4 million de km, avec une température à sa surface de l'ordre de 5 500 ° C, le soleil permet la vie sur terre, et l'exposition au soleil a un effet antidépresseur certain. Il permet, en outre, la synthèse de la vitamine D, vitamine anti-rachitisme nécessaire également à la lutte contre l'ostéoporose.
Hélas, une partie des radiations qui arrivent sur terre est néfaste à la santé et va même nous faire vieillir prématurément. Chaque individu a son propre « capital soleil », c'est-à-dire une capacité qui lui est propre à se défendre contre les rayons ultraviolets, déterminée par nos gènes. Mais, d'une part, les enfants avant 15 ans sont tous mal protégés et, d'autre part, avec notre mode de vie (exposition au soleil tous les étés souvent avec une protection insuffisante, à des heures où le soleil est le plus agressif), on estime qu'à 18 ans ils ont déjà épuisé pratiquement 50 % de ce capital.
C'est dire si la protection est importante dès le plus jeune âge, car les méfaits du soleil sont cumulatifs. De plus, ils sont irréversibles au niveau des yeux, accélérant de façon dramatique le vieillissement de l'œil, ainsi qu'au niveau de la peau, où ils provoquent rides, cassures de certains gènes et apparition de cancers.
La plupart des méfaits vous sont rendus familiers par des campagnes d'information de plus en plus efficaces :
• vieillissement de la peau, avec destruction du collagène qui assure son épaisseur et son élasticité, d'où l'apparition de rides ;
• développement de cancers cutanés, avec le redoutable mélanome, respon-

sable de 10 % des cancers de la peau et de 3/4 des décès liés à cette pathologie ;
• apparition prématurée de cataractes, et sans doute effet favorisant sur la dégénérescence maculaire (**DMLA,** voir ce terme) ;
• et, enfin, un effet moins bien connu, lié à la destruction des cellules du système immunitaire présentes au sein de la peau.

Il existe en fin d'été, après exposition au soleil, une véritable immunodépression, qui prépare le terrain pour les virus et autres microbes que les enfants rencontrent à la rentrée.
Cette immunodépression, éventuellement majorée par le stress de la reprise de l'école, fait dire aux spécialistes de l'immunité qu'il vaudrait peut-être mieux différer la pratique des vaccins réalisés à la rentrée à une période plus favorable, pour obtenir une réponse vaccinale correcte.

Prise en charge par la nutrithérapie

Avant tout, et comme pour toute stratégie de prévention, il faut bien connaître les mécanismes induits par le rayonnement solaire. Toute exposition solaire entraîne une augmentation importante du **stress oxydatif** (voir ce terme) et la production en abondance de radicaux libres, responsables d'une inflammation des zones irradiées, de dégâts au niveau de l'ADN des cellules de la peau, bien sûr, mais aussi au niveau des cellules qui circulent dans les vaisseaux et qui sont passées à un moment ou à un autre dans les capillaires de la peau. Cela va donc mobiliser, puis épuiser nos défenses locales antioxydantes, et la qualité de ces défenses varie en fonction des organes agressés. Au niveau de la peau, les caroténoïdes protecteurs sont plutôt le bêta-carotène (carotte), le lycopène (tomate) et au niveau de l'œil, la lutéine et la zéaxanthine (maïs, épinard).
Sont aussi particulièrement sollicitées : nos réserves de vitamine E (qui agit en synergie avec les caroténoïdes), de vitamine C (qui permet de régénérer les autres antioxydants), de cystéine, de zinc, de nicotinamide (vitamine PP), de coenzyme Q10, de flavonoïdes. Autant de substances qu'il faudra idéalement trouver dans votre alimentation, en augmentant de façon importante votre consommation de fruits et de légumes (en se souvenant que les caroténoïdes qu'ils contiennent sont mieux absorbés quand les aliments sont cuits) : tomates (en sauce ou séchées), carottes, maïs, épinards, abricots, melon, pastèque, pamplemousse rose, mangue.

Mon conseil

Prendre des **compléments alimentaires** (voir ce terme) qui permettent de se préparer efficacement à l'exposition au soleil :
***Bioptimum Solaire*®,** 2 comprimés par jour,
ou ***Oenobiol Solaire*®,** 2 capsules par jour,
ou ***Actymine*®,** 1 capsule par jour.

SPASMOPHILIE

Environ 18 % de la population présente de façon héréditaire une tendance à ne pas garder le magnésium, tendance qui peut être confirmée par les tests génétiques (présence du groupe HLA B35), et va donc développer des symptômes de déficit magnésien plus ou moins importants. Bien souvent, les malaises sont tellement pénibles que les patientes (les femmes sont beaucoup plus souvent touchées que les hommes) vivent dans une angoisse permanente d'une possible récidive. Ce stress favorise la fuite de magnésium dans les urines, ce qui augmente encore le stress. Il faut donc, pour interrompre ce cercle vicieux, recharger en magnésium (voir **stress**), en lui associant les deux fixateurs que l'on connaît : la vitamine B6 et la taurine.

Mon conseil

Prendre du magnésium, de la vitamine B6 et les autres vitamines du groupe B :
***Bioptimum Stress*®,** 4 comprimés par jour,
ou ***D-Stress*®,** 4 comprimés par jour.

Accompagner le tout d'un traitement homéopathique qui va traiter vos angoisses et remettre votre terrain en état d'équilibre.
Je n'ai pratiquement jamais rencontré d'échec à ces mesures, qui permettent, en outre, d'éviter d'avoir recours aux anxiolytiques, voire aux antidépresseurs, qui ne font que masquer les symptômes et ne résolvent rien.

SPORT

Un sport est toujours profitable à celui qui le pratique, jusqu'à une certaine limite. Il faut, en effet, savoir se refréner pour ne pas tomber dans le côté franchement nocif du sport, type marathon ou sport professionnel. Toute production d'énergie par les cellules va s'accompagner immanquablement d'une émission de **radicaux libres** (voir ce terme), et plus vous allez fabriquer d'énergie, plus vous allez produire en quantité importante ces tueurs cellulaires que sont les radicaux libres. Vous comprendrez donc que le sport intensif, par le **stress oxydatif** (voir ce terme) qu'il génère, est un facteur d'agression de tous vos tissus, et donc à terme un accélérateur du vieillissement.

Prise en charge par la nutrithérapie

Toute activité sportive nécessite un fonctionnement forcé des enzymes de dégradation des aliments, dans la mesure où elle va obliger l'organisme à emballer la production d'ATP (source d'énergie des cellules), et va donc exiger une quantité inhabituelle des **coenzymes** (voir ce terme) indispensables au bon fonctionnement de ces enzymes, et en particulier le magnésium, les vitamines du groupe B (en particulier B1) et la vitamine C. Une fois les sucres brûlés, vous allez utiliser l'énergie fournie par les graisses (grâce aux vitamines du groupe B) et, si vous continuez votre effort, vous aurez besoin à un certain moment de carnitine pour faire pénétrer ces graisses dans la mitochondrie où elles sont brûlées.
Pour protéger vos cellules de l'oxydation inévitable au cours de l'activité sportive, je vous conseille vivement d'augmenter vos apports en antioxydants, et en particulier en certains antioxydants qui améliorent également les performances sportives comme la vitamine E et la coenzyme Q10.
Certaines activités sportives vont nécessiter des apports plus particuliers en certains acides aminés (valine, leucine, isoleucine), comme celles nécessitant une augmentation de la masse musculaire (haltérophilie, musculation…).

Vous l'aurez compris, le sport, s'il permet de rester en bonne santé en faisant baisser le cholestérol et le taux de sucre, et donc de lutter contre le surpoids et le diabète et d'évacuer le stress, peut aussi rapidement basculer du mauvais côté, du côté des lésions oxydatives.

Malheureusement, rares sont les sportifs de haut niveau qui bénéficient d'un suivi biologique au niveau de leur stress oxydatif. Or, celui-ci favorise les blessures, allonge les temps de récupération et précipite l'arrêt de la carrière sportive par un vieillissement prématuré des articulations et du reste du corps d'une façon générale.

Pour éviter tous les méfaits du sport et n'en conserver que le meilleur, il vous faut donc pratiquer un sport régulièrement, 3 fois par semaine idéalement, mais avec modération, et beaucoup boire avant, pendant et après l'exercice physique. Il faut choisir des eaux alcalinisantes en fin d'effort (*Vichy St-Yorre* ®, de très loin la plus alcalinisante, *Vichy Célestins* ®, *Arvie* ®, *Quézac* ®) pour lutter contre l'acidification du sang, au besoin en rajoutant du bicarbonate de soude dans la boisson de récupération. Il faut aussi prendre des compléments minéraux vitaminiques à doses suffisantes.

Attention à la prise de fer, qui va provoquer une augmentation de la production de radicaux libres.

Mon conseil

Prendre de façon systématique
un complexe multivitaminique :
***Bioptimum Homme* ®**
ou ***Bioptimum Femme* ®,** 2 comprimés par jour,
ou ***Azinc* ®,** 1 comprimé par jour,
de la vitamine C : 500 à 2,5 g par jour à croquer sans sucre,
de la vitamine E naturelle, 400 mg, et
du magnésium :
***Spasmag* ®,** 4 gélules par jour,
ou ***Mag 2* ®,** 2 comprimés par jour.

En cas de sport intensif, prendre :
***Berocca* ®,** 1 comprimé par jour,
des antioxydants :
***Bioptimum ARL* ®,** 2 comprimés par jour,
ou ***Bio-Antioxydant* ®,** 1 comprimé par jour,
ou ***Clédist* ®,** 1 gélule par jour, et
***Bio-Carnitine* ®,** 2 comprimés par jour.

En cas de pathologie sportive (tendinites, bursite, épicondilite), prendre :
***Bio-Sport* ®,** 8 capsules par jour.

Le suivi du stress oxydatif sera assuré par un médecin formé à ces notions.

Enfin, sur le plan de la récupération, prendre :
***Sporténine* ®,** 1 sachet par demi-litre d'eau, à volonté pendant et après l'effort.

STÉROÏDES

Substances dérivées du cholestérol : sels biliaires, certaines hormones (androgènes, œstrogènes, progestérone, DHEA, corticostéroïdes), la vitamine D et ses dérivés.

STRESS

Difficile d'échapper aux conséquences du stress à notre époque, alors que beaucoup doivent jongler entre les problèmes professionnels et les problèmes familiaux, sans parler de l'agression quotidienne d'une actualité riche en catastrophes.

Les enfants sont également touchés par le stress et manifestent des troubles du comportement et des troubles du sommeil.

Mais cette réaction de l'organisme, perçue comme une agression, est en fait un simple moyen de s'adapter aux circonstances extérieures. Si on sous-estime cette réaction, elle peut devenir franchement nocive. Ne dites pas : « Ça ira mieux plus tard quand mes problèmes seront résolus », car chaque instant qui passe accélère votre vieillissement, vous affaiblit dans la lutte contre les maladies et vous fait griller quelques dizaines de milliers de neurones, dont vous aurez besoin dans quelques années.

Tout stress, même un bruit auquel vous ne vous attendez pas, et à fortiori un conflit, un deuil ou tout autre événement pénible, se traduit par une perte de magnésium, qui permet au calcium de pénétrer dans vos cellules et de les exciter.

Cela se traduit :

• au niveau de vos neurones, par de l'anxiété, une sensation dite « de mort imminente », source de panique ;

• au niveau du cœur, par des palpitations, des extrasystoles, une poussée de tension (par exemple, chez les gens émotifs qui peuvent avoir une tension artérielle systolique de 18 ou plus) ;

• au niveau des muscles, par des tensions douloureuses, des fourmillements, des tremblements des paupières, des douleurs du dos (cervicales, dorsales, lombaires) et parfois une crise de tétanie ;

• au niveau des muscles lisses, par une crise de colite ou de cystite ;

• au niveau de la respiration, par une sensation d'oppression, de boule dans la gorge ou par une crise d'asthme.

Il existe de très nombreux autres symptômes en rapport direct avec ce phénomène : perte brutale d'audition ou de la vision, vertiges, insomnies, tremblements, etc., le tout entretenu par l'appréhension du retour des crises.

Il faut à tout prix que vous preniez conscience de la nocivité de ces phénomènes liés au stress et du risque réel qu'il y a à les sous-estimer. Bien souvent, vous êtes confrontés à un stress aigu, intense, que vous surmontez parce que vous ne pouvez pas faire autrement. Finalement, on trouve plus de ressources dans ce type de stress qu'en cas de stress plus modérés. Mais ce que vous ne réalisez pas, c'est que votre capacité à faire face au stress a été sérieusement entamée. Ainsi, au stress suivant, vous allez encore faire face, mais au prix d'un effort plus grand. Face à un nouveau stress, vous n'aurez plus la capacité de réagir et vous allez craquer, avec dépression, arrêt de travail et de grosses difficultés à refaire surface.

De plus, les dégâts produits dans votre corps peuvent être définitifs et favoriser la survenue de maladies graves : diabète, infarctus, vieillissement prématuré et éventuellement mort subite.

Prise en charge par la nutrithérapie

Avant toute chose, il faut aider votre corps à remplacer le magnésium qu'il a perdu massivement dans les urines. Ce magnésium va chasser le calcium qui était entré en quantité dans vos cellules, paralysant la production d'énergie (d'où la fatigue, les jambes « coupées »), augmentant la production de radicaux libres et entraînant la

cellule vers sa mort, qui peut d'ailleurs se propager aux cellules voisines, aggravant encore le stress.
Il va falloir prendre un magnésium que vous tolérez au niveau digestif: le mieux toléré est le glycérophosphate de magnésium et, s'il le faut, passez par la voie injectable après avis médical.
Au niveau de l'alimentation, consommez des boissons riches en magnésium (*Hépar* ®, *Badoit* ®, *Quézac* ®, *Contrex* ®, *Arvie* ®), des amandes, noix, noisettes, bananes, du riz complet, des légumes verts, du poisson gras 3 fois par semaine, des fruits de mer.
Réduire également la consommation de tabac, de café, d'alcool.

Mon conseil

Prendre :
***Bioptimum Stress* ®,** 4 comprimés par jour,
ou ***D-Stress* ®,** 4 comprimés par jour, et compléter avec :
***Uvimag B6* ®,** 2 ampoules par jour,
ou ***Mag 2* ®,** 2 comprimés par jour.
Éventuellement ajouter :
des vitamines B :
***Biocébé* ®,** 1 gélule par jour, ou à plus forte dose,
***B Chabre* ®,** 1 à 3 comprimés par jour,
de la vitamine PP, pour bloquer une des voies d'utilisation du tryptophane qui est utilisé pour fabriquer cette vitamine PP au niveau du foie, ce qui permet de le préserver pour le cerveau :
***Nicobion 500* ®,** 1 comprimé par jour.

Un traitement homéopathique, avec :
Ignatia 9 CH,
Gelsemium 9 CH,
Argentum nitricum 9 CH,
Nux vomica 9 CH, 5 granules 2 fois par jour.
En cas de contrariété, des doses de :
Staphysagria 9 CH, 15 CH et ***30 CH,*** à raison d'une dose par jour, et des techniques de gestion du stress (sport, natation, relaxation, yoga, sophrologie) peuvent également vous aider.

STRESS OXYDATIF

Du jour où l'oxygène est apparu sur la terre et où les cellules ont commencé à l'utiliser pour brûler les aliments afin de les transformer en énergie, nous avons commencé à nous « user » et à vieillir.
Il est en effet reconnu que, durant l'opération de transformation de nos aliments en énergie, il s'échappe des électrons qui se fixent sur l'oxygène et le transforment en une molécule réactive capable de provoquer des dégâts au niveau de toutes les structures qu'il va rencontrer sur sa route.
Néanmoins, la nature faisant bien les choses, elle a doté nos cellules de systèmes de neutralisation de ces molécules réactives appelées **radicaux libres** (voir ce terme).
Parmi ces systèmes, il existe des enzymes aux noms compliqués (superoxyde dismutase, catalase, glutathion peroxydase) qui viennent désamorcer les sources de radicaux libres, des substances antioxydantes soit présentes dans le corps (acide urique, œstrogènes), soit apportées par notre alimentation (les vitamines antioxydantes telles les vitamines E, C, les caroténoïdes, les flavonoïdes, la coenzyme Q10 et certains minéraux, comme le sélénium).

Si la quantité de radicaux libres augmente ou si les défenses deviennent insuffisantes, on est alors dans ce que l'on appelle le stress oxydatif. Cela signifie que les dégâts oxydatifs ne sont plus contrôlés, que les acides gras membranaires sont détruits, que les protéines sont modifiées dans leur structure et que les cassures de nos gènes ne sont plus réparées, ce qui ouvre la porte à la cancérisation.

Une chose est sûre, c'est que la nature n'avait pas prévu la pollution, ni la baisse du contenu en antioxydants de notre alimentation, et que tous ces systèmes s'épuisent avec le temps. Or, avec l'allongement de l'espérance de vie, l'oxydation des tissus et des gènes fait son œuvre plus longtemps et s'exprime par les maladies dégénératives des seniors.

Cette notion de stress oxydatif est l'une des notions centrales de la nutrithérapie, qui a pour objectif de proposer les meilleurs choix en termes d'alimentation et de supplémentation. Ces choix sont sans cesse réajustés au fur et à mesure des connaissances et du résultat des innombrables études dans le monde qui portent sur ce sujet.

Nous avons ainsi acquis des certitudes : comme nous mangeons moins, nous avons moins de calories à brûler et donc nous nous oxydons moins, ce qui est bénéfique pour la santé. Mais, en même temps, nous avons réduit nos apports de micronutriments protecteurs. Or, ceux qui ont les apports micronutritionnels les plus importants sont ceux qui souffrent le moins de maladies graves (diabète, cancer, infarctus, démence sénile) et qui conservent le plus longtemps vue ouïe, mémoire, capacité à faire des efforts et donc à vieillir avec le moins d'incapacité possible. Enfin, il faut savoir que dans toutes les tentatives qui sont faites pour préciser et cerner au mieux ce stress oxydatif, dans un but préventif et également pour évaluer l'efficacité des traitements proposés, il existe des dosages sanguins et urinaires fort utiles. Ceux-ci ne sont réalisés malheureusement que dans quelques laboratoires spécialisés.

Prise en charge par la nutrithérapie

Pour aider notre corps à lutter contre l'oxydation :

- observer une hygiène de vie avec du sport régulier pour lutter contre la prise de poids et évacuer le stress quotidien ;
- éviter le tabac, l'alcool, les excès caloriques, les fritures et autres graisses saturées ;
- manger des poissons gras, des fruits frais et des légumes au moins 3 fois par jour ;
- consommer des céréales complètes, des oléagineux (amandes, toutes les noix, noisettes) ;
- boire 1,5 à 2 l d'eau par jour ;
- faire des cures d'antioxydants :

***Bioptimum ARL*® ,** 2 comprimés par jour, ou ***Clédist*®,** 1 gélule par jour, ***Léro Superoxylase*®,** 1 capsule par jour.

SUPPLÉMENTATION EN MICRONUTRIMENTS

Apport de vitamines, minéraux, acides gras et acides aminés en plus de l'alimentation quand celle-ci ne permet pas de couvrir les besoins. Elle ne peut jamais remplacer l'alimentation, mais la complète utilement.

SURMENAGE

Voir **Fatigue.**

SURRÉNALES (glandes...)

Ce sont des glandes situées au-dessus des reins, qui fabriquent différentes hormones, dont certaines qui interviennent dans la réponse au stress, comme l'adrénaline et le cortisol.

SYMPTÔMES D'APPEL

Toute la difficulté de la prise en charge nutrithérapique réside dans l'évaluation de vos besoins et de l'état de vos réserves quand elles existent (fer, vitamine B12, vitamine A). L'organisme a en effet de grandes capacités à compenser les déficits micronutritionnels, ce qui nous permet d'aller de l'avant, même quand nos apports sont insuffisants, et cela avec assez peu de gêne, si ce n'est parfois quelques symptômes qu'il faut connaître pour les corriger à temps.
Le problème réside dans le fait qu'au bout de plusieurs années de déficit, la réaction de l'organisme est souvent brutale et se manifeste par des maladies graves. Par exemple, les symptômes de la maladie de Parkinson apparaissent seulement quand 80 % des neurones dopaminergiques sont détruits. Il faut aussi plus de 10 ans pour constituer la plaque qui va se détacher de l'artère coronaire et provoquer un infarctus. Un cancer met souvent plusieurs dizaines d'années à se développer avant d'apparaître. Il en est de même pour la démence sénile. Parfois, les conséquences d'un déficit sont des problèmes de santé moins graves, mais néanmoins gênants (pertes de l'audition, de la vue, fracture, maladie auto-immune), qui tous auraient mérité une prévention plusieurs années plus tôt.

Voilà maintenant une liste de symptômes que nous entendons tous les jours en consultation, mais que l'on n'apprend pas, pendant les études médicales, à rattacher à un déficit en micronutriments : baisse d'énergie physique avec « coups de pompe », fatigabilité anormale et manque de récupération, crampes, fatigue oculaire, perte du goût, baisse de la concentration, de la mémorisation, des capacités de décision, fragilité au stress, troubles du sommeil, perturbations du cycle menstruel, baisse de la libido, infertilité, fragilité accrue face aux infections, saignements des gencives, lenteur de cicatrisation, sécheresse de la peau, chute des cheveux, ongles cassants. Autant de symptômes d'une extrême fréquence qui doivent vous faire penser que certains éléments vous manquent : la cystéine (cheveux et ongles altérés), l'acide gamma-linolénique (peau sèche) ou le magnésium (fatigue, insomnie, nervosité), etc. Votre état de santé immédiat, mais aussi à long terme, dépend de la rapidité de la réponse à ces déficits.

SYNDROME

Ensemble des symptômes qui caractérisent une maladie.

SYNDROME D'HYPER-SENSIBILITÉ CHIMIQUE

Il s'agit de l'ensemble des symptômes que vous pouvez développer à la suite de l'exposition à des substances présentes dans votre habitat ou votre environnement professionnel et qui vont déclencher des symptômes très variés, que l'on ne pense pas toujours à rattacher à cette pollution d'un genre nouveau (c'est le *sick building syndrom* des Anglo-Saxons).

Les signes cliniques

Très variés, ils vont des éternuements avec démangeaisons du nez, des yeux, à une sensation de brûlure de la gorge ou des poumons, à une fatigue allant parfois jusqu'au malaise, à des maux de tête, en passant par des troubles du rythme cardiaque, une rougeur de la peau, une phlébite, une baisse des défenses immunitaires, voire une atteinte du foie (hépatite), des reins ou à des troubles psychiatriques.

La cause

La responsabilité en incombe aux composés organiques volatils (formol, benzène, acétaldéhyde), qui sont libérés dans l'air par les peintures, les colles, les revêtements des murs, le bois, les moquettes sans oublier les photocopieurs (ozone), les imprimantes laser et la climatisation. Si les cires, peintures et vernis ne libèrent plus leurs composés après quelques heures ou jours, les moquettes, papiers peints et isolants continuent à polluer l'atmosphère pendant plusieurs mois, que ce soit dans l'habitat ou dans la voiture neuve.

Mon conseil

Lorsque vous êtes amenés à vivre dans des locaux neufs, pensez à les aérer le plus possible, n'y restez pas plus que nécessaire, augmentez la prise d'antioxydants. S'il s'agit de vos locaux professionnels, évitez de faire fonctionner la photocopieuse panneau ouvert pour aller plus vite, éloignez-vous des imprimantes ; si vous présentez des symptômes gênants demandez à changer provisoirement d'emplacement.

Et prendre :
***Bioptimum ARL* ®,** 2 comprimés par jour,
de la vitamine C, 1 g par jour,
du magnésium :
***Uvimag B6* ®,** 2 ampoules par jour,
***Magné-B6* ®,** 4 comprimés par jour,
***Spasmag* ®,** 4 gélules par jour,
de la vitamine E : 400 mg par jour, et
***Bio-Sélénium* ®,** 3 capsules par jour.

TABAC

Il s'agit d'un réel fléau, et quand on voit les efforts nécessaires aux fumeurs pour arrêter leur intoxication, on comprend que tous les efforts doivent être concentrés sur la prévention au niveau des adolescents. Or, ce n'est que la triste vérité, comme le dit la pub : « Vous ne mangeriez pas ce que vous fumez ! » Il faut donc continuer à informer le public, mais il faut aussi aider les fumeurs et ne pas les laisser seuls face à leur désarroi.
Principale source actuelle d'irradiation, la cigarette apporte à chaque bouffée 1 million de milliards de **radicaux libres** (voir ce terme), facteur d'accélération du vieillissement, mais aussi de la nicotine, du plomb, du cadmium, du polonium radioactif, du benzopyrène, de l'arsenic, de l'acétone, de l'ammoniac, du toluène (solvant industriel), du méthanol, du butane et de l'uréthane, du monoxyde de carbone

(comme celui des pots d'échappement), du dioxyde d'azote, du naphtalène et du pyrène, du chlorure de vinyle, du DDT, de l'acide cyanhydrique, de la toluidine, du phénol et de la dibenzacridine, de la naphtylamine, de la diméthylnitrosamine, et la liste des produits toxiques est encore longue de plus de 4 000 constituants ! Pas de surprise donc si je vous dis que ce bombardement de toxiques va mobiliser toutes les capacités de neutralisation de votre organisme, d'abord au niveau du poumon, qui finira un beau jour par être dépassé (et on le comprend), et ensuite au niveau de tout le corps, d'où un certain délai d'apparition des maladies.

Parmi ces maladies, il y a, bien sûr, les cancers, et en particulier celui du poumon, qui est en train de devenir chez les femmes plus fréquent que celui du sein. On sait maintenant très précisément où se situent les dégâts sur nos gènes qui vont donner lieu à la cancérisation. En effet, les lésions de l'**ADN** (voir ce terme) liées au tabac comportent sa signature et permettent donc de désigner le coupable, comme le fait la police pour les empreintes génétiques.

Il y a aussi la bronchite chronique, qui fait tousser et s'étouffer de plus en plus, année après année.

Mais il y a également des effets du tabac moins connus mais qui méritent de l'être :

• chez l'homme, on relève un nombre anormalement élevé d'altérations des gènes au niveau des spermatozoïdes. Cela peut expliquer en partie l'élévation de 50 % des cancers chez les enfants de pères qui fument, ainsi que l'augmentation du risque de leucémie (multiplié par 1,7 quand l'un des deux parents fume, et par 4,6 quand les deux fument) ;

• chez le fœtus d'une mère fumeuse, on assiste à un risque plus élevé de malformations ;

• chez le nourrisson, il existe un risque accru de mort subite par action de la nicotine sur les régions du cerveau commandant le sommeil et l'éveil. On assiste également à un nombre beaucoup plus grand d'infections respiratoires sévères (incluant les bronchiolites), d'infections à méningocoque, d'otites et une plus grande fréquence d'asthme chez le bébé ;

• au niveau de la peau, le tabac entraîne un vieillissement accéléré (rides) et perturbe les capacités de cicatrisation en cas d'intervention chirurgicale ;

• chez la femme, il favorise une ménopause précoce (risque multiplié par 2) et réduit la densité osseuse (**ostéoporose,** voir ce terme) ;

• et d'une façon générale, le tabac provoque une destruction intense de la vitamine C, de la vitamine E, du carotène, de la vitamine B9 et de la B12.

Mon conseil

Il faut se battre pour que les adolescents évitent de devenir « accros » au tabac en les encourageant à la pratique du sport, en les aidant à gérer leur stress (relaxation, sophrologie, natation) et en restant à leur écoute le plus possible.

L'information sur les risques et les dégâts du tabac reçoit plus d'écoute chez les adultes, mais encore faut-il proposer une aide fondée également sur les techniques de gestion du stress (les centres de tabacologie sont encore trop peu nombreux) et sur des apports en :

magnésium (en particulier le glycérophosphate mieux toléré) :
Bioptimum Stress **®,** 4 comprimés par jour, complété par
Uvimag B6 **®,** 2 ampoules par jour, lithium :
Oligogranul Lithium **®,** 5 comprimés, 2 fois par jour,
vitamines du groupe B : B1, B2, PP, B5, B6, B8, B9, et
arginine :
Sargenor sans sucre **® :** 3 comprimés à 1 g par jour.

On peut avoir recours à la phytothérapie :
Passiflore Boiron **®,**
Aubépine Boiron **®,**
Valériane Boiron **®,** 2 gélules de chaque 3 fois par jour.
Il ne faut pas négliger pour autant les patchs et les inhalateurs de nicotine.
Toutes les techniques de soutien psychologique (type Allen Carr) ou d'aide par acupuncture ou par injection sur des zones précises sont intéressantes.
Il faut garder également à l'esprit que, génétiquement, certains d'entre nous trouvent dans le tabac un palliatif dont ils auront beaucoup plus de mal que les autres à se défaire. En effet, leur cerveau avait au départ une faiblesse que le tabac a comblée et, chez ces personnes, le combat contre le tabac sera vraiment très difficile (ce n'est pas un problème de volonté !). De plus, on pense que les industriels accommodent aussi leurs cigarettes de substances qui vont précipiter la dépendance dès les premières bouffées.
Si vous ne fumez pas mais vivez avec un fumeur, vous allez quand même subir certains effets nocifs liés à ce tabagisme passif, en particulier l'accélération du dépôt du cholestérol dans la paroi artérielle, l'irritation des voies respiratoires, l'inhalation de substances toxiques (cadmium, benzopyrène…).

THÉ

Le thé est une boisson aux innombrables vertus tirée de la feuille de *camellia sinensis*, dont les composants livrent leurs secrets avec parcimonie : on connaît les tanins, les catéchines, les huiles essentielles (thé noir), les flavonoïdes, dont les pouvoirs antioxydants sont étonnants, ainsi que la caféine, qui cause quelques problèmes d'endormissement aux plus sensibles (thé noir surtout). Le thé contient en outre une certaine quantité de fluor aux vertus connues pour la santé bucco-dentaire.
Les vertus du thé vert (feuilles fraîches séchées) sont souvent mises en avant par rapport au thé noir oxydé. En fait, les études révèlent que le pouvoir antioxydant des catéchines du thé vert est comparable à celui des théaflavines du thé noir.
Les polyphénols du thé auraient un intérêt dans la prévention des allergies et dans les maladies auto-immunes ; ils s'opposeraient à l'oxydation du mauvais cholestérol et à l'accrochage des sucres sur les protéines rencontrées dans le diabète, avec, en plus, un effet positif sur la régulation du taux de sucre dans le sang.
C'est dans le domaine cardio-vasculaire que les recherches sur le thé sont les plus avancées. Il y aurait une réduction de 11 % du risque d'infarctus du myocarde chez les sujets qui boivent 3 tasses de thé par jour (*le Quotidien du médecin*, 2001),

avec, en outre, un effet fluidifiant et une amélioration du fonctionnement des cellules des artères.

La consommation de thé est aussi associée à une incidence plus faible du cancer. Parmi les nombreuses substances contenues dans une tasse de thé, les chercheurs en ont trouvé une qui empêche la croissance de nouveaux vaisseaux qui permettent aux métastases cancéreuses de se développer.

Mais l'effet des flavonoïdes s'exerce aussi au stade de début du cancer par le blocage d'enzymes, de facteurs de croissance et de facteurs d'inflammation (voir **Prostaglandines**).

Le thé est donc une boisson à inclure dans vos habitudes, y compris en fin de repas, surtout chez l'homme, puisqu'il va inhiber l'absorption du fer contenu dans le repas (l'homme a des besoins en fer très faibles et en ingère souvent en excès).

TRIGLYCÉRIDES

Forme sous laquelle sont stockés les graisses et les sucres, d'autant plus que les apports sont disproportionnés par rapport aux besoins, ce qui est fréquemment le cas dans nos habitudes alimentaires, avec l'excès de calories en provenance des sucres et des graisses.

TROUBLES DU COMPORTEMENT DE L'ENFANT

Ils sont parfois en rapport avec l'environnement familial et avec le manque de sommeil. Ils surviennent parfois après une vaccination.

Il arrive qu'ils soient à rattacher à un problème d'allergie alimentaire :

• allergie au lait de vache chez le tout-petit, facile de diagnostic s'il existe des signes digestifs, plus difficile quand seuls sont présents irritabilité ou sommeil perturbé. Le passage aux hydrolysats de protéines (***Peptijunior*** ®) résout le problème ;

• allergie au **gluten** (voir ce terme), qui ne déclenche pas à tous les coups le tableau classique de malabsorption et de diarrhée qui permet son diagnostic, mais se manifeste parfois de façon plus insidieuse par de l'agitation, une hyperactivité, voire des troubles du comportement alimentaire. Certaines équipes scientifiques s'intéressent de près à ce problème grave, qui perturbe toute la famille et est une source de retard scolaire important pour l'enfant !

Mon conseil

Prendre :

du magnésium :

Magnéspasmyl ®, 1 cuillère à café de granulés 2 fois par jour, à adapter en fonction de l'âge,

des acides gras, soit en gélules si l'enfant peut les avaler :

Mix Alpha3 ®, 4 capsules par jour,

ou ***Eltéans*** ®, 1 capsule par jour,

soit à l'ancienne : huile de foie de morue sous forme liquide,

des vitamines B :

***Bioptimum Junior*®,** 1 comprimé par jour,
ou ***Biocébé*®,** 1 capsule par jour.

UI (unité internationale)

Unité de mesure de l'activité biologique d'un nutriment, et plus particulièrement des vitamines A, E et D. Normalement remplacée par d'autres unités de mesure plus proches de l'activité réelle de la vitamine naturelle, l'UI continue à être utilisée par les industriels.

VÉGÉTALIEN (régime...)

Le régime végétalien exclut tous les aliments qui ne proviennent pas du règne végétal.

VÉGÉTARIEN (régime...)

Le régime végétarien exclut la viande, mais permet certains produits du règne animal, comme le lait, le beurre, les œufs, le miel.

VIEILLISSEMENT

Nous le savons, dans certaines familles les centenaires sont fréquents, alors que dans d'autres on termine souvent sa vie précocement, aux alentours de la cinquantaine. Devant ce type de constat, on serait tenté de dire que la partie est programmée à l'avance par notre héritage génétique et que les gènes sont tout-puissants. Or il n'en est rien, il existe une horloge cellulaire qui fait le compte des divisions de nos cellules, mais, en réalité, c'est l'environnement qui module l'essentiel de notre durée de vie. En un siècle, nous avons gagné en moyenne plus de 30 ans de durée de vie. L'espérance de vie continue à augmenter, ce dont nous nous réjouissons, à condition que ce soit en même temps que l'amélioration de la qualité de vie, et non pas en étant de plus en plus vieux et de plus en plus malades. Bien sûr, la médecine continue à progresser, mais pas au point d'expliquer ce bond prodigieux de notre espérance de vie, et il faut en chercher ailleurs l'explication. Grâce aux progrès technologiques, nos efforts se sont réduits et, de ce fait, nous avons réduit également nos apports caloriques, ayant besoin de moins d'énergie. En diminuant nos apports caloriques, nous avons réduit de ce fait la production de radicaux libres, qui va de pair avec la combustion des aliments pour fournir de l'énergie. Ainsi, nous vieillissons moins vite, mais cette réduction des apports s'accompagne inévitablement d'une réduction des quantités de vitamines et minéraux ingérés, qui nous font cruellement défaut au cours de l'avancée en âge et qui laissent le champ libre aux maladies dites dégénératives, qui auront plus de temps pour se développer sur un organisme vieillissant, ayant moins de capacités à se défendre. On assiste ainsi à une augmentation du nombre de cancers, de maladies cardio-vasculaires et de troubles neurologiques. Pourtant, grâce à l'explosion des recherches dans le domaine du vieillissement, nous avons les données suffisantes pour modifier notre fin de vie si nous le désirons et si les informations arrivent jusqu'à nous.
Parmi les mécanismes centraux qui interviennent dans les maladies liées au vieillissement, il faut faire une place particulière :

• aux agressions radicalaires et à l'usure qu'elles entraînent au niveau de toutes nos cellules : usure de nos gènes dans le cas du cancer, usure de nos artères, gorgées de graisses dans le cas des maladies du cœur et des vaisseaux, usure de nos neurones dans la maladie de Parkinson. Bien sûr, il existe d'autres facteurs qui vont faire que telle personne va plutôt développer un cancer du poumon, telle autre un infarctus et telle autre un trouble neurologique : d'abord, l'influence de la génétique ; ensuite, celle de l'environnement (pollution et tabagisme) ;
• aux modes d'alimentation : excès de sucres et de graisses avec augmentation progressive du phénomène de **glycation** (voir ce terme), qui paralyse l'activité cellulaire ; sur le plan des apports, baisse des vitamines B, C, E, D, du zinc, du calcium, du magnésium et des caroténoïdes ;
• à l'accumulation progressive des métaux lourds qui viennent prendre la place des minéraux dans l'organisme ;
• aux traitements médicamenteux ayant souvent des effets antinutritionnels.

Tous ces phénomènes se combinent pour expliquer qu'on peut avoir des os moins solides, des muscles plus faibles, des articulations « rouillées », une peau moins épaisse et moins élastique, un cerveau moins bien irrigué, une audition et une vue qui baissent, des sécrétions hormonales et des défenses immunitaires qui chutent. Cette dégradation fonctionnelle s'accompagne malheureusement d'une augmentation des maladies liées à l'âge, comme les maladies du cœur et des vaisseaux, les cancers, les maladies auto-immunes (dans lesquelles nos anticorps se retournent contre certains de nos organes), les fractures, l'arthrose, les démences, dont la maladie d'Alzheimer, la maladie de Parkinson, la dégénérescence maculaire liée à l'âge et les cataractes.
La connaissance des déficits et de leur correction ainsi que celle du caractère prédictif de certaines prédispositions héréditaires font que la prévention revêt une importance considérable, et ce, dès la quarantaine, pour tenter de se maintenir en forme.

La prévention passe par une bonne alimentation, par une supplémentation adéquate et ciblée, par la pratique régulière d'un sport, par la lutte contre le stress et par une hygiène de vie correcte.
Sachez qu'au niveau du cerveau par exemple, à partir de 40 ans, 100 000 cellules nerveuses sont perdues chaque jour ! Cela nous laisse néanmoins encore plus des 2/3 de nos neurones en vie à 80 ans. Quand l'on considère les différents tissus, le neurone a une durée de vie de 120 ans environ, et la disparition plus ou moins rapide de nos neurones est donc liée à notre environnement. Nous accumulons des erreurs génétiques à la suite de l'exposition au stress, à la pollution, au tabac, à l'alcool et à des toxiques en tout genre (mercure, aluminium, cadmium, médicaments), le tout étant aggravé par une alimentation pauvre en éléments protecteurs (vitamines C, B1, E, polyphénols, phospholipides).
Il est d'ailleurs intéressant de noter que certaines zones sont plus rapidement touchées que d'autres. Parmi les plus fragiles, on trouve le cortex frontal et l'hypotha-

lamus, où se situent les centres de la soif, de l'appétit et de la régulation thermique, fonctions qui sont souvent déréglées lors de l'avancée en âge.

Mon conseil
Prendre :
***Bioptimum Senior*® ,** 2 comprimés par jour,
ou ***Actypral*® ,** 1 gélule par jour,
***Tanakan*® ,** 4 comprimés par jour,
du magnésium :
***Bioptimum Stress*® ,** 4 comprimés par jour,
ou ***D-Stress*® ,** 4 comprimés par jour, et
de la vitamine E, 400 mg par jour.

VITAMINES

Substances organiques nécessaires à la vie et pour lesquelles les besoins se chiffrent en milligrammes, voire en microgrammes. L'homme ne les fabrique pas (sauf les vitamines D et K, mais en quantité très faible) ; il faut donc en trouver dans l'alimentation, voire en supplémentation. En cas de déficit, on voit parfois apparaître des signes cliniques et biologiques qu'il importe de corriger pour éviter l'apparition de maladies dégénératives au bout de plusieurs années de déficit. Malheureusement, le plus souvent, il n'existe aucun symptôme pouvant vous alerter d'un tel déficit en vitamines, et seules vos circonstances de vie et votre alimentation peuvent indiquer quels sont vos besoins en supplémentation.

Voir **A** pour **vitamine A, B** pour **vitamine B,** etc.

VUE

La qualité de la vision dépend en partie de l'alimentation, et en particulier des apports en vitamine A, mais aussi en éléments protecteurs, tels que la vitamine E et les caroténoïdes (lutéine, zéaxanthine).
Parmi les agressions subies par l'œil, les rayons ultraviolets du soleil sont incontestablement parmi les pires, car ils génèrent des espèces radicalaires qui vont précipiter la survenue de la cataracte et de la dégénérescence maculaire liée à l'âge, la **DMLA** (voir ce terme), avec incapacité à lire et à écrire, ce qui génère donc un handicap évident, avec perte d'autonomie. Avec l'accroissement de l'espérance de vie, on assiste à une augmentation rapide du nombre de cas de DMLA, mais, pour l'instant, peu de traitements sont possibles.
L'œil est un organe très particulier, relié directement au cerveau, non protégé par le crâne et exposé à de nombreuses agressions. Il sera donc particulièrement bien protégé par des substances antioxydantes qui s'y trouvent en grande quantité : le glutathion, les caroténoïdes (la lutéine et la zéaxanthine, concentrées au niveau d'une zone appelée macula), les vitamines E et C et le zinc.
Mais, tout comme au niveau des autres régions du corps, les yeux vont régulièrement réparer les lésions dès le plus jeune âge, jusqu'au moment où ils vont être débordés par un niveau d'oxydation trop élevé et où les dégâts vont commencer à s'accumuler et à s'exprimer par des troubles de la vue.

À ces agressions oxydatives participent les rayons du soleil, le tabac (qui multiplie par 5 le risque de survenue d'une DMLA), les polluants des aliments et de l'atmosphère (métaux lourds), mais aussi des aliments consommés en excès, comme les sucres (glucose et lactose), qui favorisent la survenue de la cataracte en attirant l'eau dans le cristallin ou qui se retrouvent oxydés dans les dépôts de la DMLA.

Mes conseils

• Portez des lunettes de soleil dès le plus jeune âge, les lésions se cumulant avec le temps.

• Portez des casquettes à visière et plus celle-ci est grande, mieux c'est!

• Consommez des aliments protecteurs: poivrons rouges, cresson, maïs, épinards, persil, brocolis, tomates séchées, abricots, mangues, carottes, thé, vin rouge.

• Ne fumez pas.

• Évitez les sucreries et les produits laitiers.

• Faites des cures de suppléments protecteurs:

Bioptimum ARL®, 2 comprimés par jour, ou ***Nutrof®,*** 3 capsules par jour.

ZINC

Les principales sources alimentaires

• Les huîtres: 20 mg pour 100 g,
• le foie de canard: 4 mg pour 100 g,
• les haricots secs: 2 à 5 g pour 100 g,
• les rognons: 2,5 mg pour 100 g,
• les crevettes: 2 mg pour 100 g.

Quels sont les besoins ?

Ils sont estimés à 12 mg par jour chez la femme et à 15 mg par jour chez la femme enceinte et chez l'homme. Ils sont très difficiles à couvrir, car il s'agit du minéral le plus difficile à absorber: 80 % des adultes en France ne reçoivent pas les apports quotidiens recommandés.

Les apports: ils sont environ de 8,5 mg par jour chez la femme et de 10,8 mg par jour chez l'homme. Le zinc voit son absorption perturbée par la présence de phytates (présents dans les haricots, le soja, le maïs, le pain complet), par l'alcool et par les aliments qui contiennent à la fois des sucres et des protéines (lait en poudre, céréales du petit déjeuner, cacao, biscuits).

Pourquoi en prendre ?

Élément essentiel à la croissance des cellules, il est aussi le garant du bon fonctionnement du « programme » contenu dans nos gènes.

Le zinc est nécessaire à la synthèse des protéines, à la fertilité, au développement et à la maturation du fœtus, au développement cérébral, au bon fonctionnement de notre système de défense, à la cicatrisation de la peau et au maintien de la trame osseuse. Il permet à 200 enzymes différents d'être activés. Ces enzymes fonctionnent au ralenti dès que les apports en zinc se réduisent.

Les signes de déficit sont très discrets: troubles des ongles et des cheveux, peau sèche, troubles du goût et de l'odorat.

Qui doit en prendre ?

• Les hommes, car il fait produire de la testostérone. Par ailleurs, l'homme perd 1 mg par éjaculat ;

• les femmes sous pilule contraceptive, pendant la grossesse et pendant l'allaitement: les nouveau-nés dont les mamans ont pris des compléments de zinc en cours de grossesse ont des défenses immunitaires plus efficaces avec un taux d'anticorps plus élevé et moins de troubles digestifs (moins de mucus dans les selles) que les autres ;

- les enfants pendant la croissance et à la puberté ;
- les personnes âgées ;
- lors de toute affection virale.

Mon conseil

Prendre :

Biozinc ®, 3 capsules par jour,
ou ***Rubozinc ®,*** 2 gélules par jour, et, selon le sexe et l'âge :
Bioptimum Homme ®,
ou ***Bioptimum Femme ®,***
ou ***Bioptimum Grossesse ®,***
ou ***Bioptimum Junior ®,***
ou ***Bioptimum Senior ®,*** 2 comprimés par jour.

INDEX

BIBLIOGRAPHIE

Dans la même collection

Homéopathie

- ***Homéopathie, l'enfant,*** Dr Jacques Boulet
- ***Homéopathie, le chien,*** Dr Marie-Noëlle Issautier et Dr Jacqueline Peker
- ***Homéopathie de A à Z,*** Dr Jean-Louis Masson
- ***Guide des vitamines et des oligoéléments,*** Dr Serge Rafal, Marabout, 2001
- ***Les vertus des légumes, des fruits et des céréales,*** Dr Denis Lamboley, Marabout, 2001
- ***Alimentation-Santé : la femme enceinte,*** Sophie Braimbridge et Jenny Copeland, Marabout, 2002
- ***Alimentation-Santé... au féminin,*** Jody Vassalo et Dell Stanford, Marabout, 2002
- ***Alimentation-Santé... pour un cœur fort,*** Sophie et Marc V. Braimbridge, Dell Stanford, Marabout 2002
- ***Alimentation-Santé... énergétique,*** Sophie Braimbridge et Jenny Copeland, Marabout 2003
- ***Alimentation antioxydante mode d'emploi,*** Dr Serge Rafal, Marabout 2003

NOTES

Achevé d'imprimer en Italie par Rotolito Lombarda
dépôt légal : 38422 - septembre 2003
ISBN : 2501039890
40.3839.4/01